Sitzungsberichte der Heidelberger Akademie der Wissenschaften
Mathematisch-naturwissenschaftliche Klasse

Die Jahrgänge bis 1921 einschließlich erschienen im Verlag von Carl Winter, Universitätsbuchhandlung in Heidelberg, die Jahrgänge 1922—1933 im Verlag Walter de Gruyter & Co. in Berlin die Jahrgänge 1934—1944 bei der Weißschen Universitätsbuchhandlung in Heidelberg. 1945, 1946 und 1947 sind keine Sitzungsberichte erschienen.

Ab Jahrgang 1948 erscheinen die „Sitzungsberichte" im Springer-Verlag.

Inhalt des Jahrgangs 1956/57:

1. E. Rodenwaldt. Die Gesundheitsgesetzgebung der Magistrato della sanità Venedigs 1486–1550. DM 16.90.
2. H. Reznik. Untersuchungen über die physiologische Bedeutung der chymochromen Farbstoffe. DM 21.80.
3. G. Hieronymi. Über den altersbedingten Formwandel elastischer und muskulärer Arterien (vergriffen).
4. Symposium über Probleme der Spektralphotometrie. Herausgegeben von H. Kienle (vergriffen).

Inhalt des Jahrgangs 1958:

1. W. Rauh. Beitrag zur Kenntnis der peruanischen Kakteenvegetation. (vergriffen).
2. W. Kuhn. Erzeugung mechanischer aus chemischer Energie durch homogene sowie durch quergestreifte synthetische Fäden. (vergriffen).

Inhalt des Jahrgangs 1959:

1. W. Rauh und H. Falk. Stylites E. Amstutz, eine neue Isoëtacee aus den Hochanden Perus. 1. Teil. DM 30.40.
2. W. Rauh und H. Falk. Stylites E. Amstutz, eine neue Isoëtacee aus den Hochanden Perus. 2. Teil. DM 42.90.
3. H. A. Weidenmüller. Eine allgemeine Formulierung der Theorie der Oberflächenreaktionen mit Anwendung auf die Winkelverteilung bei Strippingreaktionen. DM 12.00.
4. M. Ehlich und M. Müller. Über die Differentialgleichungen der bimolekularen Reaktion 2. Ordnung. (vergriffen).
5. Vorträge und Diskussionen beim Kolloquium über Bildwandler und Bildspeicherröhren. Herausgegeben von H. Siedentopf. DM 21.00.
6. H. J. Mang. Zur Theorie des α-Zerfalls. DM 12.00.

Inhalt des Jahrgangs 1960/61:

1. R. Berger. Über verschiedene Differentenbegriffe. (vergriffen).
2. P. Swings. Problems of Astronomical Spectroscopy. (vergriffen).
3. H. Kopfermann. Über optisches Pumpen an Gasen. (vergriffen).
4. F. Kasch. Projektive Frobenius-Erweiterungen. DM (vergriffen).
5. J. Petzold. Theorie des Mößbauer-Effektes. DM 17.90.
6. O. Renner. William Bateson und Carl Correns. DM 12.00.
7. W. Rauh. Weitere Untersuchungen an Didiereaceen. 1. Teil. DM 56.90.

Inhalt des Jahrgangs 1962/64:

1. E. Rodenwaldt und H. Lehmann. Die antiken Emissare von Cosa-Ansedonia, ein Beitrag zur Frage der Entwässerung der Maremmen in etruskischer Zeit. DM 12.00.
2. Symposium über Automation und Digitalisierung in der Astronomischen Meßtechnik. Herausgegeben von H. Siedentopf. (vergriffen).
3. W. Jehne. Die Struktur der symplektischen Gruppe über lokalen und dedekindschen Ringen. (vergriffen).
4. W. Doerr. Gangarten der Arteriosklerose. (vergriffen).

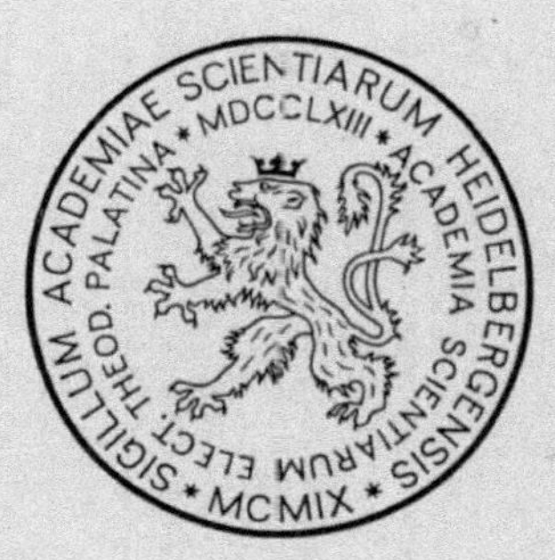

Sitzungsberichte der Heidelberger Akademie der Wissenschaften
Mathematisch-naturwissenschaftliche Klasse
Jahrgang 1976, 1. Abhandlung

W. Bersch W. Doerr

Reitende Gefäße des Herzens

Homologiebegriff und Reihenbildung

Mit 29 Abbildungen

(Vorgelegt in der Sitzung vom 13. Dezember 1975)

Springer-Verlag Berlin Heidelberg GmbH 1976

Priv. Doz. Dr. Wolf Bersch
Leiter des Instituts für angewandte Pathologie
St. Guido-Stiftsplatz 5
6720 Speyer am Rhein

Prof. Dr. Wilhelm Doerr
Direktor des Pathologischen Instituts der Universität
Im Neuenheimer Feld 220—221
6900 Heidelberg

ISBN 978-3-540-07641-4 ISBN 978-3-662-09736-6 (eBook)
DOI 10.1007/978-3-662-09736-6

Ursprünglich erschienen bei Springer-Verlag Berlin Heidelberg New York 1976

Universitätsdruckerei H. Stürtz AG, Würzburg

WOLFGANG BARGMANN

emeritiertem o.ö. Professor der Anatomie
an der Christian-Albrechts-Universität zu Kiel,
Dr. med., Dr. med. vet. h.c., Dr. med. h.c.,
ordentl. Mitglied d. Deutschen Akad. d. Naturf. LEOPOLDINA zu Halle,
der Kgl. Akademie d. Wissenschaften zu Uppsala,
der Finnischen Akademie d. Wissenschaften zu Helsinki,
der Norwegischen Akademie d. Wissenschaften zu Oslo,
der Jugoslawischen Akad. d. Wissenschaften,
der Akademie d. Wissenschaften und der Literatur zu Mainz

Ehrenmitglied vieler Gelehrter Gesellschaften,
Ehrensenator der Universität Kiel,

dem Begründer einer dynamischen Morphologie
als der Gravitationsachse der Lehre vom Leben

zur Vollendung des 70. Lebensjahres,
am 27. Januar 1976.

in Verehrung und Dankbarkeit zugeeignet.

Reitende Gefäße des Herzens

Homologiebegriff und Reihenbildung

W. Bersch und W. Doerr

Pathologisches Institut Ludwigshafen und Pathologisches Institut Heidelberg

Inhaltsverzeichnis

Einleitung 8

Hauptteil 9

I. Gedankliche Grundlagen und Voraussetzungen zur morphologischen Arbeitsmethode im Sinne einer theoretischen Pathologie (Doerr, 1974) (Prinzip der „Reihe“ und „Homologiebegriff“) 10

II. Formale menschliche Cardiogenese 19

A. Frühphase der Cardiogenese. Bildung der Herzschleife und Ausdifferenzierung der Herzsegmente 23

B. Kritische Phase der Cardiogenese 24

1. Vektorielle Ohrkanaldrehung (Goerttler) 26
2. Vektorielle Bulbusdrehung (Doerr) 27
3. Ventrikelseptation und Verschluß des Foramen interventriculare 38
4. Trunkusseptation 43

III. Entwicklungsstörungen der kritischen Phase der menschlichen Cardiogenese . . 46

1. Störungen der vektoriellen Ohrkanaldrehung 46
2. Störungen der vektoriellen Bulbusdrehung 47
3. Störungen der Ventrikelseptation 55
4. Störungen der Trunkusseptation 56

IV. Stellungnahme zu neueren Theorien der formalen Morphogenese der arteriellen Transposition 57

1. Die Theorie von Grant (1962) 57
2. Die Konzeption von van Praagh und van Praagh (1966) 59
3. Die Auffassung von Bankl (1971) 62

V. Allgemeine Bemerkungen zu Begriff und Kriterium der arteriellen Transposition 70

Zusammenfassende Schlußbetrachtung 72

Nachwort 72

Literatur 73

Einleitung

Soll zu Fragen der *formalen Teratogenese* des Herzens und der großen arteriellen Blutgefäße Stellung genommen werden, ist die Kenntnis der normalen Herzentwicklung eine unabdingbare Voraussetzung (Goerttler, 1963 b).

Erste grundlegende Erkenntnisse und Beschreibungen wesentlicher embryonaler Herzstrukturen vermitteln hier die ausführlichen Arbeiten von W. His (1880, 1882, 1885) und Born (1889) sowie die Monographie der gesamten Herzentwicklung von Tandler (1913). In der formalen Teratologie des Herzens darf die Schrift C. von Rokitanskys (1875) „Die Defekte der Scheidewände des Herzens" aus dem Jahre 1875 — vor ziemlich genau 100 Jahren entstanden — als früher Höhepunkt gelten. Seine schematische Einteilung der Kammerseptumdefekte ist, wenn auch in modifizierter Form (Goerttler, 1960; Doerr, 1967), bis heute führend. Zugleich rückt seine Einteilung der Mißbildungen des arteriellen Herzendes — bedingt durch eine abartige bulbotrunkale Septation — das Problem der *Transposition* und *Inversion* in den Mittelpunkt der Mißbildungslehre des menschlichen Herzens. Seine Theorie wird später von Mönckeberg (1924) aufgegriffen und neu formuliert (Kritik durch Bredt, 1935, 1936). Außerdem bedeutet sie einen entscheidenden Impuls für die Arbeiten Spitzers (1919, 1921, 1923, 1929), die durch eine phylogenetische Deutung der Entwicklung des Herzens und der Mißbildungen sowie durch die Anerkennung der Bedeutung hämodynamischer Faktoren für die nicht autochthone Ausbildung der Septation von grundlegender Bedeutung sind. Weitere wichtige Auffassungen zur Genese der Transposition sind die Vorstellungen von Keith (1909) über eine anomale Torsion am arteriellen Herzende sowie schließlich die ontogenetische Theorie Pernkopfs und Wirtingers (1935) der „Septatio aberrans transponans bulbi", die, wenngleich modifiziert in den Arbeiten von de la Cruz *et al.* (1956, 1962, 1967, 1971 a und b) und Lev und Saphir (1945), auch heute noch fortlebt.

Eine entscheidende Wende in den teilweise heftigen Diskussionen um das Mißbildungsproblem brachte die ausführliche und klärende Erörterung der Theorien von Spitzer sowie Pernkopf und Wirtinger durch Doerr (1938, 1938/39, 1943, 1950) und seine Erkenntnis, in Übereinstimmung mit Spitzer (1923), Bremer (1928) und Bredt (1935, 1936), daß das Wesen der Transposition in einer anomalen Torsion des arteriellen Herzendes zu suchen sei. In Anlehnung an Spitzer (1929) und im Gegensatz zu Pernkopf (1926, 1937) sah Doerr (1938, 1943, 1947) die *Inversion* als ein Phänomen an, das *formal* **nicht** mit der arteriellen Transposition verknüpft ist (Chuaqui, 1969 und Goerttler, 1958, 1958, 1963 b).

Als ausschlaggebendes Ereignis zum besseren Verständnis dieser Herzfehlbildungen darf jedoch die Erkenntnis und Formulierung des formalen Prinzipes der *vektoriellen Bulbusdrehung* durch Doerr (1952 a und b, 1955 a und b, 1960, 1970) gelten. Nach diesem Prinzip ist der Mißbildungskomplex (Eisenmenger-Komplex, Fallotsche Tetrade, Taussig-Bing-Anomalie und gekreuzte Transposition) im Rahmen einer *teratologischen Reihe* (Doerr, 1952 a und b, 1955 a und b, 1960, 1970) als ein einheitliches Geschehen, nämlich durch einen Arrest unterschiedlichen Grades der vektoriellen Bulbusdrehung aufzufassen.

Die von Goerttler (1954, 1955, 1956 a und b), de Vries und Saunders (1962) sowie Asami (1969) gewonnenen Untersuchungsergebnisse dürfen als Verifizierung der vektoriellen Bulbusdrehung und als Beweis der Gültigkeit der Doerrschen Konzeption für Mißbildungen des arteriellen Herzendes gelten.

Anlaß zu der vorliegenden Arbeit sind *zwei Ereignisse:*

1. Im angloamerikanischen Schrifttum finden sich zwei neue Konzeptionen zur formalen Genese der Transpositionen. Es sind dies die Theorien

von Grant (1962) und van Praagh und van Praagh (1966). Grant nimmt eine anomale Entwicklung des Herzskelettes an, van Praagh und van Praagh fordern ein unterschiedliches Konuswachstum als Ursache für arterielle Transpositionen.

2. In Anlehnung an diese beiden Theorien und ausgehend von der Morphologie der „fertigen" Herzgefäßmißbildung wurde von Bankl (1971, 1972) der Versuch unternommen, die Doerrsche Konzeption zur formalen Genese der arteriellen Transposition partiell zu widerlegen und „eine Zahl von Gliedern" aus der teratologischen Reihe herauszubrechen.

Es stellt sich folgende *Aufgabe:*

1. Unter Bezugnahme auf die einschlägigen Arbeiten zu dem Problem der arteriellen Transposition beim Menschen und auf Grund eigener Untersuchungen am menschlichen embryonalen Herzen der kritischen Entwicklungsstadien, deren Ergebnisse teilweise schon dargelegt wurden (Bersch, 1971, 1973; Bersch und Chuaqui, 1972; Chuaqui und Bersch, 1972, 1973; Kreinsen und Bersch, 1972, 1973), eine kritische Stellungnahme zu den Theorien von Grant (1962) und van Praagh und van Praagh (1966) abzugeben.

2. Die Auffassung Bankls (1971, 1972) über die formale Genese der Mißbildungen des arteriellen Herzendes unter besonderer Berücksichtigung der vektoriellen Bulbusdrehung (Doerr, 1952a und b, 1955a und b, 1960, 1970) und der vektoriellen Ohrkanaldrehung (Goerttler, 1958, 1963a) sowie unter dem allgemein-pathologischen Aspekt der heuristischen Bedeutung des Prinzips einer „Reihe" (Schwalbe, 1906) zu erörtern.

Hauptteil

Um diese Aufgabe zu lösen, soll die Arbeit in fünf Teile gegliedert werden.

In dem *ersten Teil* soll der Versuch unternommen werden, gedankliche Grundlagen und Voraussetzungen im Sinne einer *theoretischen Pathologie* (Doerr, 1974) unter kritischer Stellungnahme zu der morphologischen Methode einer „*Reihenbildung*" (Schwalbe, 1906) und dem damit verbundenen Begriff der *Homologie* aufzuzeigen und zu erörtern.

Der *zweite Teil* beinhaltet die Beschreibung der formalen menschlichen Cardiogenese.

Eine I. Phase (sog. Frühphase; IX.—XIII. Entwicklungsstadium nach Streeter) mit Deskription der Herzschleifenbildung und der Differenzierung der Herzsegmente und eine II. Phase (sog. kritische Phase; XIII.—XX. Entwicklungsstadium nach Streeter) mit Beschreibung der vektoriellen Ohrkanaldrehung (Goerttler), der vektoriellen Bulbusdrehung (Doerr), der Ventrikelseptation und der Trunkusseptation werden unterschieden.

Der *dritte Teil* behandelt die Entwicklungsstörungen der kritischen Phase der Cardiogenese.

Es werden die Störungen der vektoriellen Ohrkanaldrehung, der vektoriellen Bulbusdrehung, der Ventrikelseptation und der Trunkusseptation gesondert entsprechend ihren Determinationsperioden besprochen.

In dem *vierten Teil* erfolgt eine Stellungnahme zu den Theorien von Grant (1962) und von van Praagh und van Praagh (1966) sowie zu der Auffassung von Bankl (1971) zur formalen Morphogenese der arteriellen Transposition.

Der *fünfte* und letzte *Teil* enthält allgemeine Bemerkungen zu dem Begriff und Kriterium der arteriellen Transposition.

I. Gedankliche Grundlagen und Voraussetzungen zur morphologischen Arbeitsmethode im Sinne einer theoretischen Pathologie (Doerr, 1974) (Prinzip der „Reihe“ und „Homologiebegriff“)

Die große heuristische Bedeutung einer *förmlichen* Systematik im Sinne einer morphologischen, entwicklungsgeschichtlichen und teratologischen Reihe hat wohl als erster E. Schwalbe (1906) im Rahmen einer allgemeinen Mißbildungslehre dargestellt. Nach Schwalbe (1906, 1907) dürfen folgende wesentliche Aussagen gemacht werden:

1. Mißbildungen kommen gewöhnlich *nicht* ohne eine feste Regel ihres Aufbaues vor.
2. *Bestimmte* Mißbildungs*typen* treten immer wieder auf.
3. Die Verschiedenheit der Einzelfälle *eines* Mißbildungs*typus* kann groß sein. Eine allgemeine *Systematik* läßt sich in Einzelheiten nur schwer durchführen.
4. Eine „fruchtbare Methode“ ist hier das Aufstellen einer *morphologisch-teratologischen Reihe*; d.h. am *einen Ende* der Reihe steht der *normale Befund*, oder nur eine geringe Abweichung vom Normalen, am *anderen Ende* aber die *hochgradige Mißbildung*.
5. Oft entsprechen derartigen teratologischen Reihen analoge „*entwicklungsgeschichtliche*“, deren Glieder durch den teratogenetischen Terminationspunkt unterschieden und verschieden sind, wobei hierdurch die Grenze der Entstehungszeit „geburtswärts“, nicht aber „eiwärts“ festgelegt werden soll.

Hieraus läßt sich ableiten, daß für die komplizierten und primitivsten Mißbildungsformen ein *früher*, für die einfacheren und leichteren Formen ein *später* teratogenetischer Terminationspunkt oder aber eine Terminationsperiode angenommen werden muß.

Schwalbe (1907) benutzt derartige „Reihen“ mit großem Erfolg für seine Systematik der Doppelbildungen, wobei er jedoch betont, daß *zahlreiche Übergänge* zwischen den einzelnen Gruppen existieren, ja, daß es sogar Formen gibt, die sich überhaupt nicht in ein System pressen lassen. Der Begriff einer Systematik nach dem Prinzip einer morphologisch-teratologischen Reihe ist außerdem keineswegs so eng zu fassen, daß für jede denkbare Mißbildungsform schon Name und Platz im voraus bestimmt sind! Das heißt, eine so geschaffene „*Übersicht*“ soll mehr eine *Orientierung* ermöglichen, als ein „*Bestimmungssystem*“ sein!

So gesehen darf dem Arbeiten mit Reihen wohl in erster Linie ein „*Ordnungsgedanke*“ mit dem Ziele, eine möglichst weitreichende *Übersicht* zu schaffen, zugrunde gelegt werden.

Aus historischer Sicht geht es um den Gedanken, aus der Wiederkehr stereotyper Merkmale auf einen *Grundvorgang* rückzuschließen (Doerr, 1974).

Ganz allgemein betrachtet kann das Aufstellen von Reihen als Arbeitsmethode mit Modellcharakter angesehen werden. Was ist darunter zu verstehen?

Es gibt beispielsweise materielle oder gedankliche Modelle, oder aber Modelle, die nur Gleichnisse darstellen (von Weizsäcker, 1968). Diese Formen sollen in diesem Zusammenhang nicht erörtert werden, sondern gemeint ist das „biologische Modell“ als praktisch brauchbares Modell mit folgenden wichtigen Merkmalen (Stachowiak, 1965; Doerr, 1968b):

1. Das Modell muß „*von etwas sein*“, d.h., es muß eine Erfahrung oder ein Erlebnis vorausgegangen sein, ohne die die „Idee“ des Modelles nicht denkbar ist.

2. Ein solches Modell braucht nicht alle Eigenschaften des erklärungsbedürftigen Sachverhaltes zu besitzen, muß aber eine „*Repräsentativfunktion*“ beinhalten.

3. Dieses Modell muß dem zu erklärenden Vorgang oder der Sache in wesentlichen Zügen „*ähnlich*“ sein.

4. Ein derartiges Modell hat der Forderung nach „*Näherung*“ zwischen Vorgang und gedanklicher Konzeption zu genügen.

5. Das Modell muß „*einfach*“, d.h. verständlich und somit didaktisch brauchbar sein.

6. Modelle müssen ganz allgemein aussagekräftig sein und somit einen heuristischen Wert besitzen.

Modelle werden um so mehr angewandt, je mehr sich Naturvorgänge der experimentellen Forschung entziehen (von Verschuer, 1962). Derartige Modelle sollten aber den aufgeführten Kriterien entsprechen und dem Prinzip „des begrenzten Risikos“ im Hinblick auf das „Problem des plausiblen Schließens“ (Polya, 1962) genügen (Doerr, 1968b).

„Modelle“ stellen erkenntnistheoretisch eine parallele Methode zu der in der allgemeinen Morphologie bewährten Methode der „Homologisierung“ und das Arbeiten mit Reihen eine Nutzanwendung des Homologiebegriffes dar (Doerr, 1968b, 1974).

Wie ist dieser gedankliche Brückenschlag „Modell-Homologie-Reihe“ zu interpretieren?

Reihen und Modelle haben den Charakter einer Methode, wobei der *Homologiebegriff* methodisch als *zentrales Bindeglied* angesehen werden kann.

Es erheben sich hier zwei Fragen:

1. Was ist Methode?
2. Was ist Homologie?

1. Was ist Methode?

Ganz allgemein ist eine *Methode* der zur Erreichung eines Zieles zu verfolgende Weg; in der Wissenschaft ein planmäßiges Verfahren zur Erkenntnis besonderer Sachverhalte und Fragestellungen.

Verfolgt man die geschichtliche Entwicklung der vergleichenden Anatomie und allgemeinen Morphologie unter dem Aspekt der methodischen Begriffsbildung, so stößt man auf den historischen Akademiestreit zwischen Geoffroy de St. Hilaire und Cuvier im Jahre 1830. Der Streit entbrannte eigentlich um Fragen der *Methode* (Virchow, 1861; Lubosch, 1918). Als grundlegende Methode der Morphologie kann die *Beobachtung* gelten, die von beiden Forschern in gleicher Weise grundlegend angewandt wurde. Entscheidend ist jedoch, und dies war der eigentliche zündende Funke, der Anlaß zu dem Streit gab, daß Cuvier im Gegensatz zu Geoffroy auf eine *Kombination* von *beobachteten* Tatsachen verzichtete, während Geoffroy im Sinne einer *synthetisierenden Betrachtungsweise* eine „Einheit des Bauplanes“ forderte und so gleichsam über den auf dem Boden der *analysierenden* Beobachtung stehen bleibenden Cuvier hinauswuchs (Lubosch, 1918). Dies machte es Geoffroy möglich, „Methode“ mit „Philosophie“ gleichzusetzen und sich so von einer *kausal* gebundenen Erklärung für den Zusammenhang der Einzelformen und Erscheinungen zu lösen. Gleichzeitig forderte er, so befreit, eine neue Methode, die er Methode der *Vergleichung* nannte und deren Wert und praktische Brauchbarkeit er darin sah, daß diese neue Methode ihre Prinzipien nicht in der Systematik fände, sondern in der Gesamtorganisation sowohl dessen, was bei verschiedenen Species *ähnlich*, als auch dessen, was *unähnlich* wäre (Lubosch, 1918). Dieser im Sinne der damaligen Zeit „naturphilosophische“ Standpunkt der Betrachtung, der nicht statisch, sondern dynamisch verstanden werden sollte, fand seinen *Urgrund* in dem Gedanken des *einheitlichen Seins*, wie er sich im Altertum im *Eleatismus* ausgebildet hatte (Lubosch, 1918, 1931). Diese Methode der Vergleichung führte Geoffroy in der praktischen Untersuchung zu der Feststellung des *Homologie*begriffes (Lubosch, 1918), wobei er selbst jedoch das Wort „Homologie“ nicht fand, sondern es Owens (1848) Verdienst bleibt, den Terminus „Homologie“ für eine *essentielle Gleichheit* geprägt zu haben.

Die Erkenntnis, daß alle Organismen aus den selben Elementen gebaut sind und, daß jedes Element zu allen anderen Elementen innerhalb des Organismus in der gleichen, unveränderlichen topographischen Beziehung steht, ist eindeutig Geoffroys Verdienst (Lubosch, 1918). Daß Geoffroy hiermit eine „innere“ Ähnlichkeit im Sinne der Gleichheit und keine „äußere“ Ähnlichkeit meinte, auch wenn er von „Analogie“ sprach, geht daraus hervor, daß er immer betonte, daß gleiche Teile eines Ganzen gestaltlich einander höchst unähnlich werden und doch „essentiell“ die gleichen bleiben könnten (Lubosch, 1918).

Es soll an dieser Stelle keineswegs der Akademiestreit nachträglich zugunsten des einen oder anderen entschieden oder ein „letztes Wort“ über Wert und Unwert einer Methode gesprochen werden, vielmehr scheint es von besonderer Bedeutung für eine weitere wissenschaftliche Forschung, daß wissenschaftliche Untersuchungen und Ergebnisse einen impulsatorischen Inhalt und eine befruchtende Wirkung auf die wissenschaftlich forschende Nachwelt haben. Hierbei sollte die primäre Richtigkeit oder Falschheit einer Theorie oder Hypothese oder aber Methode *nicht* den letzten Ausschlag geben und ad hoc gesehen über Wert und Unwert der historischen Untersuchungen und Gedankengänge entscheiden, sondern eher von untergeordneter Bedeutung sein. Wir möchten hier Lubosch (1918) wörtlich zitieren: „Historisch denken heißt: In jeder Erscheinung der Gegenwart die Wirkung eines Momentes der Vergangenheit erkennen“.

2. Was ist Homologie?

Homolog bedeutet im allgemeinen Sprachgebrauch „gleichlautend“, „gleiche Beziehung habend“. In der Chemie sind *homologe* Reihen, Verbindungsreihen, deren Glieder sich nur durch das Mehr, z.B. der Gruppe CH_2 unterscheiden (Kienle, 1952).

In der vergleichenden Anatomie geht der Begriffterminus „Homologie“ auf Owen (1848) zurück (Lubosch, 1918, 1931). Der Begriffs*inhalt* — und da liegt der Anknüpfungspunkt zu den Ausführungen zur Frage der Methode — läßt sich weiter zurückverfolgen. Er fußt sinngemäß in Frankreich auf der Methode des Geoffroy de St. Hilaire (Lubosch, 1918), wurde jedoch genau genommen durch Goethe und dessen rein gegenständliche Naturbetrachtung, die ihn zu einer praktisch empirischen Fassung seiner *Typenlehre* geführt hat, begründet (Lubosch, 1931).

Goethes morphologische Studien stehen am Anfang einer typologischen Betrachtungsweise. Aus seinen Untersuchungen in der Botanik resultiert die Vorstellung einer „Urpflanze“ und daraus dann weiter die Vorstellung vom *Typus*. Die anfangs als reale Pflanze, weiterhin nur als vorgestelltes Modell gedachte Urgestalt, von der aus die Erfindung immer neuer Pflanzen möglich sei, wurde Goethe schließlich zur (platonischen) *Idee* und zum *Typus* der Pflanze (Lubosch, 1931). In diesem Sinne repräsentiert der Typus und die typologische Betrachtungsart eine große *geistige Beweglichkeit.* Dieser „ideelle" Typus kommt in der Wirklichkeit nicht vor und ist in keiner einzigen Pflanze vollkommen realisiert. Dies zeigt ganz klar der Ausruf Schillers anläßlich eines Gespräches mit Goethe über den Typus der „Urpflanze": „Das ist keine *Erfahrung*, das ist eine *Idee*" (Virchow, 1861). Goethes „Urpflanze" ist also nach Schiller keine „Erfahrung" sondern eine „Idee" (v. Bertalanffy, 1965). Es ging ja auch Goethe, ähnlich wie Geoffroy, nicht um ein „Erklären" von Vorgängen nach der Kausalität, sondern um eine „Einsicht" in einen gegebenen unermeßlichen geordneten Zusammenhang (Lubosch, 1931).

Von großer Bedeutung ist aber, daß Goethe soweit Realist war, daß er der Typenlehre eine praktisch-anatomische Fassung in Form eines „modellhaften" Schema gegeben hat, das es ermöglichte, den geistigen Inhalt einmal unmittelbar sinnlich anzusehen, zum anderen aber auch zuließ, den Inhalt der empirischen Forschung dienlich zu machen (Lubosch, 1918). Das heißt, er hat seiner Typenlehre eine *real-formale* Bedeutung gegeben.

Die Typenlehre Goethes ist ohne die Ideenlehre des Platon schwer verständlich (Doerr, 1974).

Ohne Sokrates und ohne das Geschlecht der Vorsokratiker und Sophisten ist auch Platon schwer denkbar. Die großen Sophisten können als erste Anthropologen gelten. Den Vorsokratikern gebührt Ehre — wie aus den Dialogen Platons hervorgeht —, daß sie das System der Begriffe (z.B. den Begriff des Seins, den Begriff des Werdens, den Begriff des Unendlichen, den Begriff der Zahl und des Logos) geschaffen haben, die als Säulen anzusehen sind, auf denen der Tempel der griechischen Philosophie ruht (Theodorakopoulos, 1972). Sokrates ist die Methode des Dialoges im Sinne eines dynamischen dialogischen Denkens zu verdanken. *Die Achse der platonischen Philosophie ist die Ideenlehre* (Theodorakopoulos, 1972).

Platon bezeichnet das „Denken" als „ein Schauen" und benennt aus diesem Grunde auch den Gegenstand dieses „Schauens" *Idee.* Idee und Eidos bedeuten in der Zeit Platons das menschliche Gesicht. Das Gesicht ist eben das, was gesehen wird. Die Ideen sind aber nach Platon die Gesichter des *Seins,* sie sind die *Urbilder* des Seins. Wie der Mensch durch sein Gesicht erscheint, erscheint das *Sein* durch die Ideen (Theodorakopoulos, 1972).

Wie ist nun die Verbindung zwischen Platon und seiner Ideenlehre zu Goethe und seiner Typenlehre herzustellen? Welches sind die Bindeglieder?

Die urproblematische Frage nach dem Verhältnis zwischen *Sein* und *Werden,* die Goethe in die Frage „wie *Sukzessives* ein *Simultanes* sein könne" kleidet, ist eleatisch-platonisch (Lubosch, 1918, 1931). Goethes Gedanken über das *Sein* bilden den Inhalt der „Urformen"- oder „*Typenlehre*", seine Gedanken über das *Werden* enthält die Lehre der *Metamorphosen* (Lubosch, 1918).

Wie bei Platon, fehlt auch bei Goethe ein eigentliches *ursächliches* Verhältnis.

Der Goethesche Typus bedeutet eine geistig geschaute Mannigfaltigkeit. Erst deren Gesamtheit umfaßt alle möglichen Formvarianten beispielsweise der Pflanzenwelt. Danach wäre der Goethesche Typus *reell* in der Mannigfaltigkeit der Erscheinung verwandter Formen, *virtuell* in der je nach den Umständen verschieden sich entfaltenden Potenz der Keime erfaßbar (Lubosch, 1931). Die Erscheinungen der Einzelformen sind also für Goethe nicht wie für uns heute End- oder Teilglieder von Entwicklungsvorgängen, sie sind vielmehr Sondergestalten, unter deren Phänotypus die organismischen Strukturen ihren Goetheschen Typus manifestieren (Doerr, 1974). Ganz ähnlich sind ja auch die Gedankengänge von Geoffroy de St. Hilaire, allerdings unabhängig von Goethe und zu einem etwas späteren Zeitpunkte. Goethe, der den Akademiestreit (1830) mit großem Interesse mitverfolgt hatte, hat *für* Geoffroy und somit gegen Cuvier Partei ergriffen. Cuvier ging „scheinbar "als Sieger hervor und bekam recht wegen der Exaktheit seiner Befunde, das Prinzip der *Homologie* jedoch als Methode der Vergleichung, hat er nicht erkannt (Lubosch, 1918, 1931; Doerr, 1974). Virchow hat dies in einer Rede am 7. Februar 1861 in der Berliner Singakademie klar und treffend formuliert: „Geoffroy's Streit war Goethe's Streit. Denn der berühmte Verfasser der Philosophie anatomique hatte es übernommen, die Methode des deutschen Dichters in Frankreich zur Geltung zu bringen".

Zusammenfassend darf man die Zusammenhänge vielleicht so verstehen:

Die Gesichter des Seins als platonische Idee; Idee als Goethescher Typus; Typus als Element des Homologiebegriffes (Doerr, 1974).

Der Homologiebegriff ist nach seiner „Benennung" durch Owen (1848) „Eigentum" der *vergleichenden* Anatomie und hat dort bei den verschiedensten Versuchen der Interpretation einige Wandlungen durchgemacht (Naef, 1931).

Später findet er Eingang in die Geschwulstlehre. So kennt Borst (1924) in seiner allgemeinen Pathologie der malignen Geschwülste *homologe* und heterologe Tumoren (Doerr, 1974). Im Sinne einer *allgemeinen* Morphologie, deren Prinzip „die Anschauung des so Seins der Gestalten im Raume und in der Zeit ist" (Lubosch, 1931), kann man mit Naef (1931) *Homologie* folgendermaßen definieren: „Homologe Bestandteile sind diejenigen Bestandteile verschiedener bildähnlicher Formindividualitäten, die in deren gemeinsamem Abbild durch einen einzigen Bestandteil dargestellt werden". Dies kann so verstanden werden, daß die Feststellung der Homologie eine Sache der *vergleichenden* Anschauung ist, die *einheitliche Bilder* für *mehrheitliche Dinge* liefert. Die Homologiebeziehung hat einen rein *formalen* und damit *absoluten* Charakter (Naef, 1931).

Organe, die voneinander abzuleiten sind — wie z.B. die Schwimmblase der Fische und die Lungen —, oder sich aus einer gemeinschaftlichen Ausgangsform entwickelt haben, welche also morphologisch vergleichbar sind, nennt man *homologe* Organe (van Kampen, 1927, 1971).

Gebilde, die Entsprechungen in Bau und Lage sowie der Entstehungsweise zeigen, werden homolog genannt; die Entsprechung selbst wird als Homologie bezeichnet (Portmann, 1959).

Nicht homolog sind z.B. die Flügel der Insekten und der Vögel sowie die Lungen der Wirbeltiere und die der Schnecken; diese Organe haben wohl ähnliche Funktionen, zeigen aber weder eine Entsprechung der Lage noch eine solche der Entstehungsweise (Portmann, 1959). Mit Portmann (1959) ist folglich und in Übereinstimmung mit Naef (1931) Homologie folgendermaßen zu definieren: „homolog sind diejenigen Bestandteile verschiedener Tiergestalten, die auf Grund von Bau und Entstehungsweise im gemeinsamen Abbild dieser Tiergestalten durch einen einzigen Teil dargestellt werden".

Die Feststellung einer Homologie beruht primär auf der anschaulichen Tatsache der Formverwandtschaft auf Grund von Anlage und Bauplan, wobei Formverwandtschaft eine bildhafte Tatsache der Anschauung ist (Portmann, 1959). Der Homologiebegriff findet seine Nutzanwendung bei dem Arbeiten mit morphologischen Reihen (Doerr, 1974). Schon Gegenbaur kannte eine „Homologie der Reihe" (Naef, 1931).

Die Beschäftigung mit kritisch geprüften Reihen eröffnet Perspektiven ungeahnter Tiefenschärfe und ermöglicht so die Einsicht und Übersicht in und über weitreichende Zusammenhänge (Doerr, 1974). Es ist jedoch stets zu berücksichtigen, daß morphologische und so auch teratologische Reihen im Sinne der Typenlehre Goethes und der Ideenlehre Platons nur Aussagen über *formale*, *nicht* aber über *kausale* Zusammenhänge ermöglichen; das heißt Einzelglieder einer so „geschauten" Reihe können im Sinne einer kausalen Biotechnik durch ganz unterschiedliche Mechanismen entstanden sein.

Im Hinblick auf die teratologisch-morphologischen Reihen des fehlgebildeten Herzens, die von Doerr (1952a und b, 1955a und b, 1960, 1970) erstmals konzipiert wurden und wesentlicher Inhalt der nachfolgenden Abschnitte dieser Arbeit sind, sei an dieser Stelle als *modellhaftes Beispiel* die Reihe der zunehmenden Stenosen von Aorta und Pulmonalis herausgegriffen (Doerr, 1955b; Abb. 1). Läßt man dieses Bild einmal im Sinne des *schauenden* Betrachtens der gestörten Natur nach dem Grundsatz der Reihung auf sich wirken, so wird die Faszination der morphologischen Erscheinung — wie wir glauben — besonders eindrucksvoll klar.

In der Bildmitte (e) ist die Normalform des Herzens zu sehen. Von dieser ausgehend, gelangt man unter zunehmender Stenose der Aorta oder Pulmonalis in der einen Richtung zum pulmonalen Pseudotrunkus (f—h), in der anderen Richtung zum aortalen Pseudotrunkus (d—a—b). Die zeichnerisch betonten Reihenendglieder (c und g) — sie entsprechen echten Trunci arteriosi communes ideales — fügen sich, sucht man nach gestaltlich verwandten Formen, eben unter „*formalen*" Gesichtspunkten zwanglos ein, obwohl sie

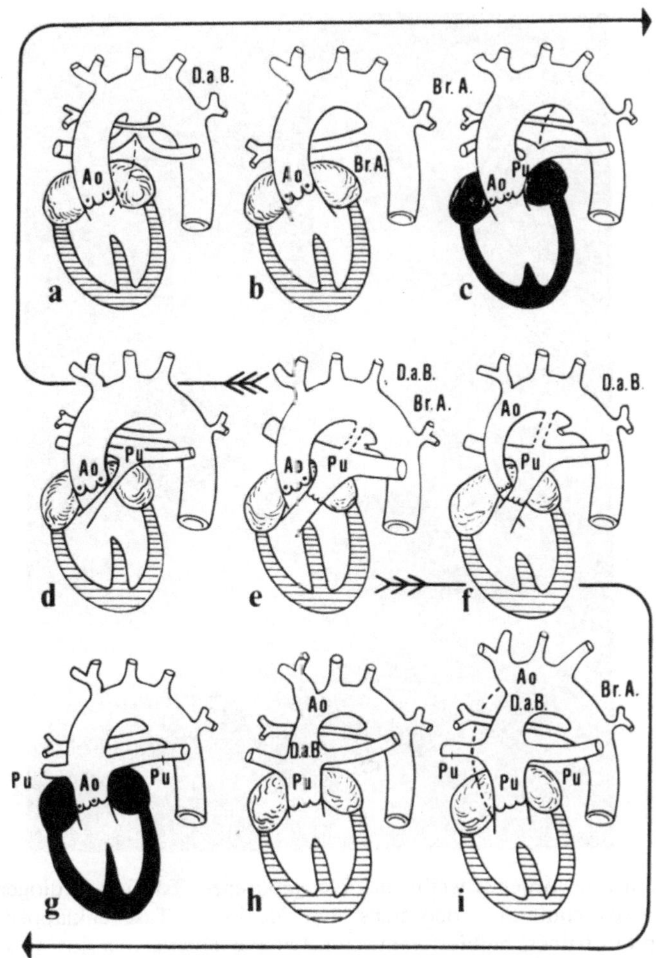

Abb. 1. Modell einer teratologisch-morphologischen Reihe des fehlgebildeten Herzens am Beispiel der formal-morphologischen Übergänge zwischen arteriellen Stenosen und sog. Trunci arteriosi. Paradigma der Materialbewältigung bei phänomenologisch einheitlichen, kausalgenetisch jedoch ganz verschiedenen Entwicklungsstörungen. *e* = normales Herz; *d* = Pulmonalstenose; *a* = Pulmonalatresie; *b* = aortaler Pseudotruncus; *c* = sog. I. Hauptform des Truncus arteriosus communis persistens (der Truncus vereinigt in sich sowohl Merkmale der Aorta, wie auch der Pulmonalis; vier Taschenklappen); *f* = Aortenstenose; *i* = Aortenatresie; *h* = pulmonaler Pseudotruncus; *g* = sog. II. Hauptform des Truncus arteriosus communis persistens (sog. klassische ideale Form, da er ohne jede Einschränkung Merkmale von Aorta und Pulmonalis in sich vereinigt; vier Taschenklappen). *Ao* = Aorta; *Pu* = Pulmonalis; *D.a.B.* = Ductus arteriosus Botalli; *Br.A.* = Bronchialarterien. Verändert nach Doerr (1955 b)

letztlich, also *kausal* gesehen, nicht dorthin gehören. Diese Endglieder, deren Vorkommen auf diese Weise im Sinne des „plausiblen Schließens" (Polya, 1962) formal vorausgesagt werden kann, sind nun keineswegs ab-

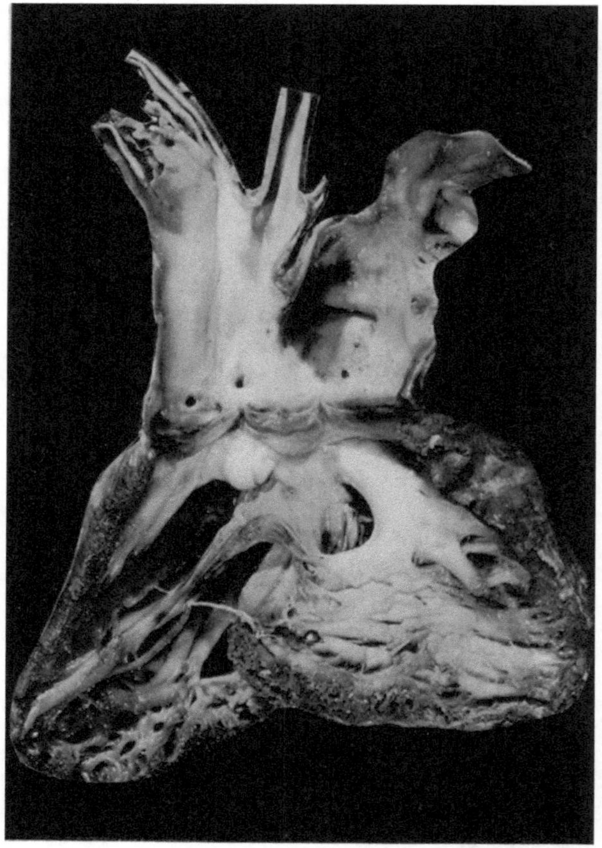

Abb. 2. 3 Tage alt gewordenes weibliches Neugeborenes. Tod im cardiogenen Schock. Truncus arteriosus communis persistens non idealis (3 Taschenklappen). Partieller Defekt des Septum trunci, bulbi et ventriculi. Offener Ductus arteriosus Botalli, der in die Aorta descendens überleitet. Annäherung an die sog. I. Hauptform des Truncus arteriosus communis persistens (c) der Abb. 1. (SN: 267/74 des Path.-Inst. d. Städt. Krankenanst. Ludwigshafen/Rhein)

strakte Phantasiegebilde, sondern existieren — wie z.B. hier in Form eines Truncus arteriosus communis non idealis (Abb. 2) — wirklich.

Die große Gefahr, vor der man sich hüten muß, besteht hier in einem irrtümlichen, auf dem Boden einer kausalen Betrachtungsweise und Interpretation entstandenen Zirkelschluß, diese Mißbildungsformen seien somit durch den Vorgang einer Gefäßstenose oder Gefäßobliteration entstanden. Dieser Schluß, so naheliegend er auch sei, ist jedoch nicht erlaubt, sondern falsch, denn daß diese Endformen durch Stenosierung entstanden seien, ist ausgeschlossen. Es zeigt sich hier beispielhaft die Bedeutung der von Letterer (1959) geprägten Aussage: „*Was der Form nach gleich ist, kann dem Wesen nach verschieden sein*“.

Der tiefere Sinn dieser Darstellung besteht jedoch darin, deutlich zu machen, welche grundsätzlichen Möglichkeiten der Materialbewältigung existieren, sollen die beiden Hauptformen der Truncus arteriosus-Bildung realisiert werden (Doerr, 1974).

Die so in den teratologisch-morphologischen Reihen des mißgebildeten Herzens gezeigten Fälle repräsentieren also im platonischen Sinne eine „Idee“, im Sinne Goethes einen „Typus“; die Einzelglieder dieser Reihen sind Sondergestalten, unter deren Phänotypus die organismischen Strukturen ihren „Goetheschen Typus“ ausleben (Doerr, 1974). Die Methode — Reihenbildung unter Nutzanwendung des Homologiebegriffes — im Sinne eines biologischen Modelles darf jedoch nicht „überfordert“ werden. Das heißt, daß dieses Vorgehen nicht dazu berechtigt, eine zu weitgehende Übereinstimmung hinsichtlich der kausalen Morphogenese abzuleiten.

Es zeigt sich so nach unserem Dafürhalten, daß die alte Zweiteilung der Wissenschaften vom Leben, wie sie zuerst grundlegend für die gesamte Naturbetrachtung von Schopenhauer gemacht worden ist (Lubosch, 1918, 1931), in *Morphologie* — als Gestaltenlehre oder Formenlehre = forma: die Gestalt im weitesten Sinne — und *Ätiologie* — als Ursachenlehre oder Ursprungslehre = causa: die Ursache in des Wortes weitester Bedeutung — eigentlich immer noch zu recht besteht.

Beide Betrachtungen sind zur vollständigen Erfassung und weitergehenden Erforschung des Lebens als „gleichberechtigte“ Anschauungen notwendig (Lubosch, 1931). Es ist auch keineswegs unser Anliegen, eine krasse Trennung zu fordern, vielmehr denken wir an ein fruchtbares Zusammenwirken, jedoch unter *logischer* Abgrenzung der Methoden, um schädlichen Grenzverwischungen und -verletzungen vorzubeugen und diese weitgehend unmöglich zu machen.

II. Formale menschliche Cardiogenese

Die Kennzeichnung der im weiteren erwähnten menschlichen Entwicklungsstadien folgt der Nomenklatur nach Streeter (1942, 1945, 1948, 1951), wobei darauf hingewiesen wird, daß die Arbeiten von Heuser und Corner (1957) und die von Streeter nur die Beschreibung des X.—XXIII. Entwicklungsstadiums umfassen. Embryonen mit 1—3 Ursegmenten gehören zum IX. Entwicklungsstadium (de Vries und Saunders, 1962; Sissman, 1970).

Die menschliche Herzentwicklung erstreckt sich von IX. Entwicklungsstadium (Embryonallänge etwa 1,5 mm; Ovulationsalter etwa 18 Tage) bis zum XXIII. Entwicklungsstadium (Embryonallänge (Scheitel-Steiß-Länge) von etwa 28—30 mm; Ovulationsalter etwa 47 Tage). Eine ausführliche Zusammenstellung der Literatur über die wichtigsten Daten der normalen Herzentwicklung finden sich bei Sissman (1970) und O’Rahilly (1971) sowie

Tabelle 1. Zeitlicher Ablauf der

Entwicklungsstadium	IX	X	XI	XII	XIII	XIV
Ursegmentanzahl	1—3	4—12	13—20	21—29	30—38	
Kardiogene Platte	*					
HR-Verschmelzung		*				
Herzschleife		--------------				
OK-Wanderung			--------------	--------------	--------------	--------------
Anschluß OK-MA						
MA-Erweiterung					--------------	--------------
O. sinuatriale			--------------	--------------		
HEK					--------------	--------------
S. primum					--------------	--------------
O. secundum						
S. secundum						
S. ventriculare						---------
Bulbusverschiebung					--------------	--------------
Bulbusrücktorsion						
Truncustorsion						
Septum trunci						
Septum bulbi						
FIV-Verschluß						
OAV-Erweiterung						
Kranzgefäße						
Pulmonalvenen					--------------	--------------
Aortensystem						
I. Phase		--------------	--------------	--------------	--------------	--------------
II. Phase						
Venensystem						
I. Stadium					--------------	--------------
Übergangsstadium						
II. Stadium						
Definitivstadium						
S. S. Länge (mm)	1,5	2	2—3	3,5	4—5	6—7
Ovulationsalter	18	22	24	26	28	29

Abkürzungen: HR = Herzrohr, OK = Ohrkanal, MA = Metampulle, HEK = OAV = Ostia atrioventricularia. Das Ovulationsalter ist in Tagen (± 1) angegeben.

in partieller Korrelation zu Herzmißbildungen bei Dankmeijer (1964). Die Analyse der gesamten Herzentwicklung unter Bezugnahme auf teratogenetische Determinationsperioden wurde von Chuaqui und Bersch (1972) durchgeführt (Tabelle 1). Diese Betrachtungsweise zeigt jedoch nicht die Einheitlichkeit der dargestellten Einzelprozesse und deren Bedeutung in der Cardiogenese im Sinne einer sog. „entwicklungsgeschichtlichen Reihe" (Schwalbe, 1906). Das heißt, analytisch betrachtete Einzelvorgänge finden nicht unabhängig voneinander statt, sondern *integrieren* deutlich erkennbare Umgestal-

kritischen Phasen der Herzentwicklung

XV	XVI	XVII	XVIII	XIX	XX	XXI	XXII	XXIII
---								
	*							
---	---							
---	---							
---	---							
*								
		---	---	---	---	---	---	---
---	---	---						
---	---	---						

---	---	---	---	---				
---	---							
		---	---					
			---	---				
	---	---	---	---				
	*							

---	---							
		---	---	---				
---	---							

				---	---	---	---	---
7—8	9—10	11—14	14—16	17—20	21—23	22—24	25—27	28—30
31	33	35	37	39	41	43	45	47

Hauptendocardkissen, S = Septum, O = Ostium, FIV= Foramen interventriculare,

tungsprozesse, die sich teils nacheinander, teils aber gleichzeitig vollziehen (entwicklungsgeschichtliche Reihe); diesen Vorgängen sind dann teratogenetische Terminationspunkte oder Terminationsperioden (Schwalbe, 1906) zuzuordnen.

Die wesentlichen Organisationsvorgänge, die Zug um Zug zur Verwirklichung des Spitzerschen Postulates (1923, 1927), welches von Doerr (1964, 1968a) als solches formuliert wurde, nämlich der Entwicklung der Pulmonalzirkulation („Lungenherz mit voller Atmungskapazität" — Benninghoff,

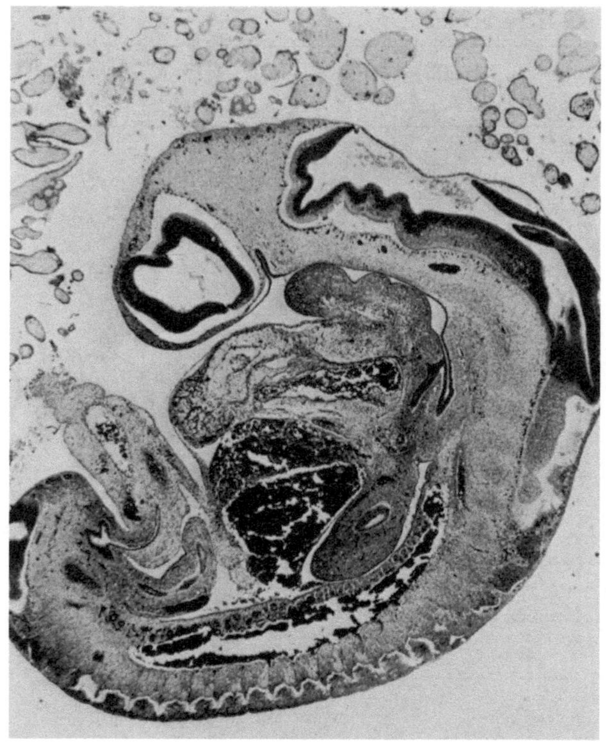

a

Abb. 3. (a) Parasagittalschnitt durch einen menschlichen Keimling (Sch.-St.-Länge: etwa 4,5 mm; Ovulationsalter: etwa 28. Tag; XIII—XIV. Entwicklungsstadium nach Streeter). Unter der Mundbucht die annähernd frontal gestellte Herzschleife. Färbung: HE; Vergrößerung: 4,5fach. (b) Gleicher Keimling. In Bildmitte die annähernd frontale Herzschleife. Rechts im Bilde, der blutreichen Leberanlage aufliegend, Teile des Sinus venosus und der Vorhofanlage. Unten im Bilde Anschnitt der Metaampulle, links aufsteigend der Bulbotruncus. Färbung: HE; Vergrößerung: 40fach. (c) Gleicher Embryo. Parasagittalschnitt durch metaampulläres und bulbäres Gebiet (unten und links im Bilde). Äußere Muskelschicht und innere Endothelschicht mit dazwischen liegendem ödemreichen Retikulum im Bulbusgebiet mit erster Formation der proximalen Bulbuswülste erkennbar. Färbung: HE; Vergrößerung: 75fach

1933) und deren Trennung vom großen Kreislauf, führen, lassen sich zwanglos zwei Phasen der Herzentwicklung zuordnen (Chuaqui und Bersch, 1972). Es sind dies einmal die sog. *Frühphase* mit Bildung der Herzschleife und Ausdifferenzierung der Herzsegmente, zum anderen die sog. *kritische Phase* mit der vektoriellen Ohrkanal- und Bulbusdrehung, der Ventrikelseptation sowie der Trunkusseptation.

Die Besprechung der anderen Entwicklungsvorgänge, wie Einbeziehung des Sinus venosus in den rechten Vorhof, Vorhofseptation und Bildung des Aorten-, Cava- und Pulmonalvenensystemes würde den Rahmen dieser Ar-

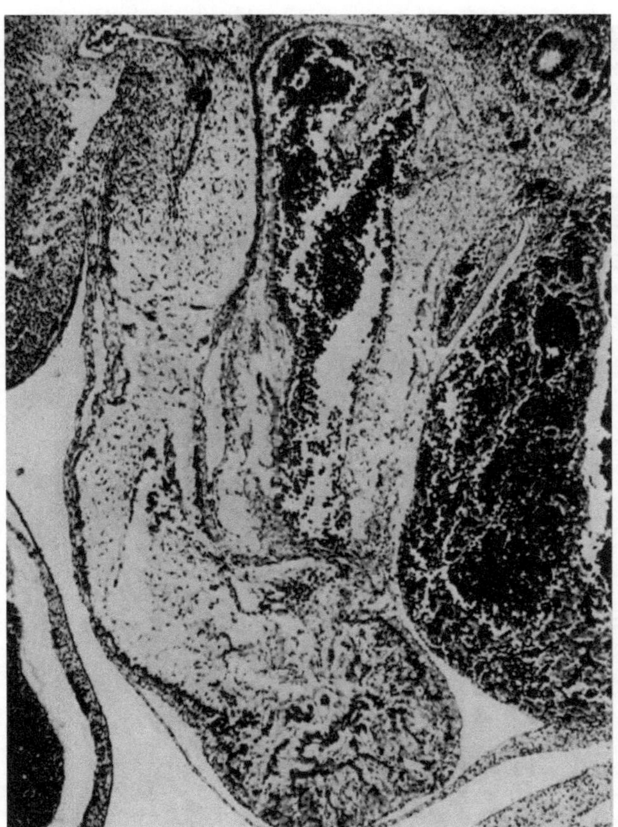

Abb. 3b

beit sprengen und soll, da sie für diese Thematik nur von untergeordneter Bedeutung sind, einem späteren Beitrag vorbehalten bleiben[1].

A. Frühphase der Cardiogenese. Bildung der Herzschleife und Ausdifferenzierung der Herzsegmente

Die Herzschleifenbildung beginnt im IX. Entwicklungsstadium mit dem Auftreten der kardiogenen Platte (Davis, 1927; de Vries und Saunders, 1962) und zeigt sich dann über Zwischenstufen im XIII. Entwicklungsstadium als frontale Schleife, die aus 6 *hintereinander* geschalteten Segmenten besteht: Sinus venosus, Vorhof, Proampulla, Metaampulla, Bulbus und Truncus (Tandler, 1913; Streeter, 1942, 1945; Los, 1960, 1968; de Vries und Saunders, 1962; van Mierop *et al.*, 1963; — über die Terminologie der Herzsegmente: s. de Vries und Saunders, 1962; van Mierop *et al.*, 1963; O'Rahilly, 1971) (Abb. 3a, b und c).

1 Lehr- und Nachschlagebuch von Doerr, Seifert, Uehlinger (Springer-Verlag).

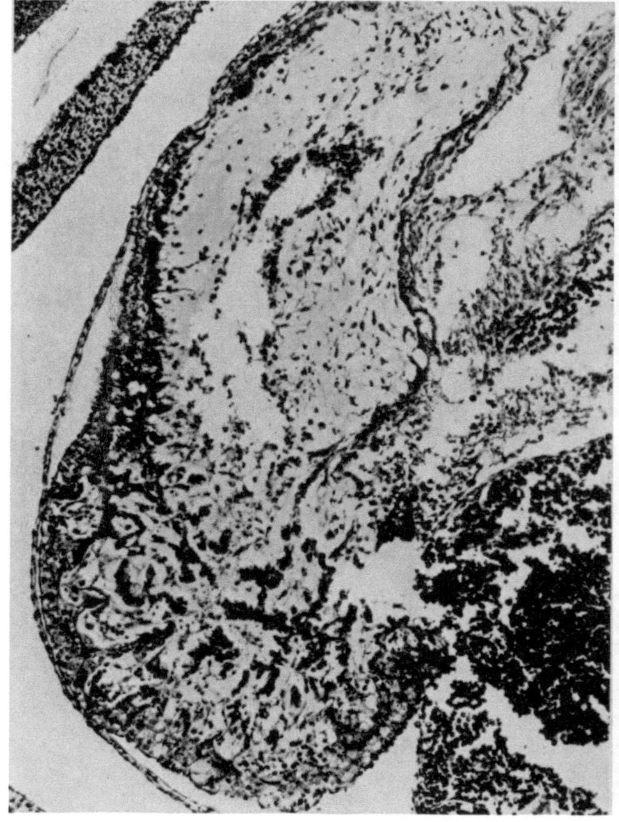

Abb. 3c

Zwischen Vorhof und Proampulle liegt der Ohrkanal, zwischen Pro- und Metaampulle der interampulläre Ring. Aus dem oberen Teil des Ringes wird der Bulboaurikularsporn (Bersch, 1971), aus dem unteren Teil entsteht ein Abschnitt des Septum interventriculare (Abb. 4). In dieser Phase vollzieht sich auch die Kippung des Ohrkanales um 180° um eine frontale Achse (XI. Entwicklungsstadium, Streeter, 1942; Doerr, 1952a, 1955a) (Abb. 5).

B. Kritische Phase der Cardiogenese

Zur Kenntnis der komplexen Reorganisationsprozesse, die von der eben beschriebenen Herzschleife mit *hintereinander* geschalteten Segmenten zur *Parallelstellung* der linken und rechten Strombahn des fertigen Herzens führen, hat die ausführliche Arbeit von Pernkopf und Wirtinger (1933) einen wichtigen Beitrag geliefert: Am Ohrkanal und am arteriellen Herzende der Herzschleife laufen prinzipiell ähnliche Umgestaltungsvorgänge ab! Der erste (Ohrkanal) wurde von Goerttler (1958, 1963a und b, 1968, 1969) als

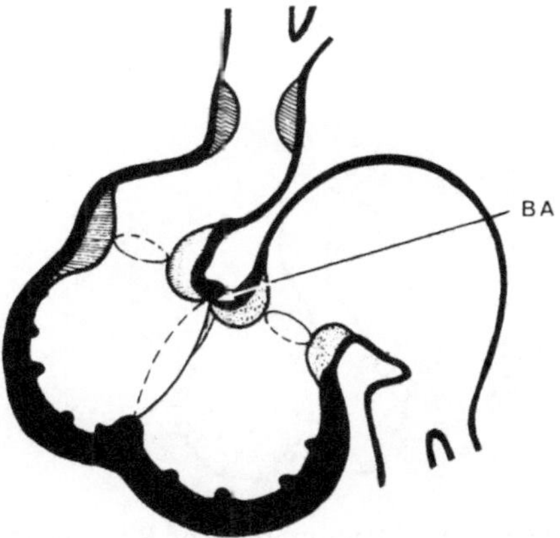

Abb. 4. Herzschleife mit 6 hintereinander geschalteten Segmenten: Sinus venosus, Vorhof, Proampulle, Metaampulle, Bulbus und Truncus. Zwischen Pro- und Metaampulla die erste Anlage des Bulboaurikularspornes (*BA*) als sagittal gestellte Leiste im oberen Anteil des interampullären Ringes. Am Fußpunkt des Ringes erste Anlage des Septum interventriculare. Gepunktet im Bilde rechts die Hauptendocardkissen, gestrichelt im Bilde links die Bulbuswülste. Abgewandelt nach Pernkopf und Wirtinger (1933)

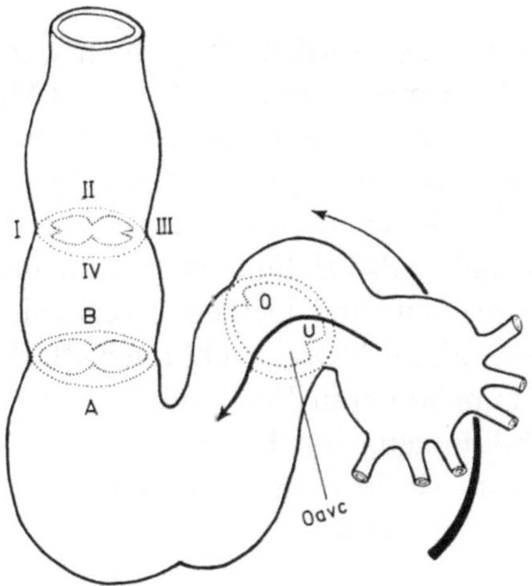

Abb. 5. Kippung des Ostium atrioventriculare commune (*Oavc*) um eine frontale Achse. Lage der künftigen proximalen Bulbuswülste (*A*, *B*) und der distalen Bulbuswülste (I, II, III, IV) *vor* der Bulbusrücktorsion und der Bulbustruncustorsion. Verändert nach Doerr, 1952a

vektorielle *Ohrkanaldrehung*, der zweite (arterielles Herzende) von Doerr (1952a und b, 1955a und b, 1960, 1970) als *vektorielle Bulbusdrehung* präzisiert. Folge dieser komplexen Vorgänge ist, daß aus den primitiven hintereinander geschalteten Herzsegmenten (Pro- und Metaampulle) die eigent-

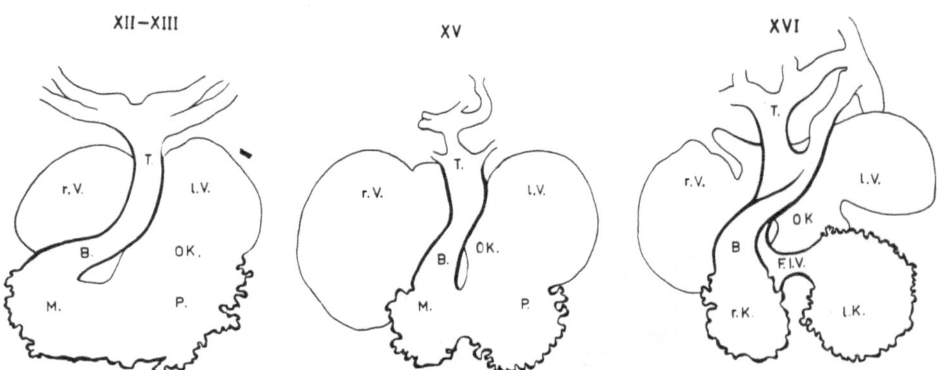

Abb. 6. Progressives Wachstum der Metaampulle und Rechtsverschiebung des Ohrkanales (vektorielle Ohrkanaldrehung). Beide Vorgänge erfolgen gleichzeitig. Dadurch gewinnt der rechte Umfang des Ohrkanales (künftiges Tricuspidalostium) Anschluß an den sich bildenden rechten Ventrikel. In der schematischen Abbildung ist auch die erste Komponente der vektoriellen Bulbusdrehung (Linksverschiebung des Bulbus in toto) dargestellt. *T*= Truncus, *B*= Bulbus, *M*= Metaampulle, *P*= Proampulle, *OK*= Ohrkanal, *lV*= linker Vorhof, *rV*= rechter Vorhof, *FIV*= Foramen interventriculare. Verändert nach de Vries und Saunders, 1962

lichen fertigen Herzventrikel werden. Da jedoch während dieser Umgestaltung gleichzeitig *beide* Primitivsegmente (Pro- und Metaampulle) bestimmte Anteile untereinander „austauschen", ist der Schluß *nicht* erlaubt, daß primitive Proampulle gleichbedeutend mit fertigem linkem und primitive Metaampulle mit fertigem rechtem Ventrikel sei! Die endgültige Determination zwischen rechts und links, also definitiver rechter und linker Herzkammer, und damit zwischen großem und kleinem Kreislauf, erfolgt erst durch die Ventrikelseptation mit Anschluß der zugehörigen arteriellen Ausstrombahnen. Da diese Vorgänge zum weiteren Verständnis, insbesondere für die daraus resultierenden Fehlbildungen, von besonderer Bedeutung und Wichtigkeit sind, sollen sie, obwohl sie in dem Entwicklungsablauf „Hand in Hand" gehen, getrennt dargestellt werden.

1. Vektorielle Ohrkanaldrehung (Goerttler)

Diese Drehung erstreckt sich etwa vom XII. bis zum XVI. Entwicklungsstadium. Der rechte Abschnitt des Ohrkanales, der zu dem Zeitpunkt der Herzschleife nur mit der Proampulle in Verbindung steht, gewinnt Anschluß an das metampulläre Segment, während der linke Abschnitt mit der Proampulle verbunden bleibt (Abb. 6). Dieser Vorgang wird ermöglicht durch die Erweiterung der Metaampulle (Pernkopf und Wirtinger, 1933; Streeter, 1945, 1948; de Vries und Saunders, 1962; Asami, 1969), durch die Verschiebung des Ohrkanales von seiner linken Position in der Herzschleife nach

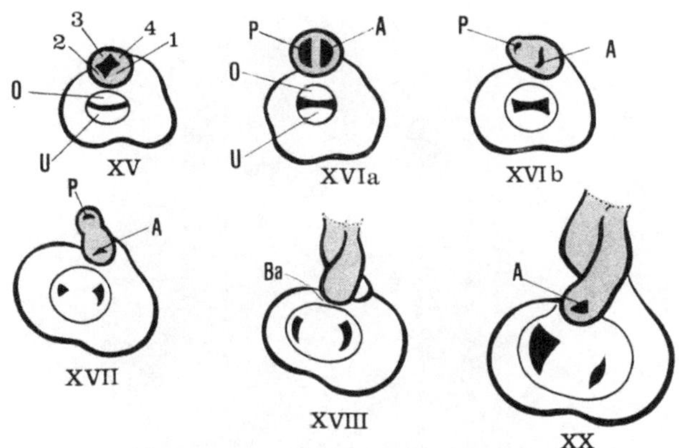

Abb. 7. Phasen der Bulbustruncustorsion in schematischer Darstellung an menschlichen embryonalen Herzen. Ansicht von oben (Vorhöfe abgetragen). Im Bild oben = ventral, unten im Bild = dorsal. Die römischen Ziffern bezeichnen die Entwicklungsstadien. 1, 2, 3 und 4 = distale Bulbuswülste; *P* = Pulmonalostium; *A* = Aortenostium. Vom XV. bis zum XVII. Entwicklungsstadium ist eine Drehung des Ostium bulbotruncale bzw. der arteriellen Ostien erkennbar (vektorielle Bulbusdrehung). Im XVIII. Entwicklungsstadium ist noch der Bulboauricularsporn (*Ba*) sichtbar. Endposition des Aortenostium nach Rückbildung des Bulboaurikularspornes (*Ba*) im Entwicklungsstadium XX. *O* = vorderes, *U* = hinteres Hauptendokardkissen. Schematisiert und verändert nach den Originalphotogrammen von Asami, 1969

medial und dorsal sowie durch eine Drehung um 90° im Uhrzeigersinn um seine eigene Achse (von der Herzspitze aus gesehen; Goerttler, 1958, 1963a).

2. *Vektorielle Bulbusdrehung (Doerr)*

Am arteriellen Herzende wird das aortale Gebiet des Bulbus in die Proampulle mit einbezogen (Mall, 1912; Tandler, 1913; Pernkopf und Wirtinger, 1933; Odgers, 1937/38; Kramer, 1942; de la Cruz *et al.*, 1956, 1967, 1971a; Goerttler, 1958, 1963a; Los, 1960, 1966, 1968; Patten, 1960; Grant, 1962a; de Vries und Saunders, 1962; van Mierop *et al.*, 1963; Asami, 1969). Dieser Vorgang, der *vor* dem Abschluß der Kammerseptation abläuft (Doerr, 1952, 1955a und b; Goerttler, 1958, 1963a; Asami, 1969; Chuaqui und Bersch, 1972, 1973) wurde von Doerr als *vektorielle Bulbusdrehung* formal erklärt und konnte von Asami (1969) an menschlichen embryonalen Herzen auf Grund lupenpräparatorischer Untersuchungen bestätigt werden (Abb. 7).

Dieser komplexe Bewegungsablauf ist die Resultante dreier Komponenten:

1. Einer Linksverschiebung des *gesamten* Bulbus. Diese geht nahezu gleichzeitig — XIII.—XVIII. Stadium — mit der Erweiterung der Metaampulle (s. auch Abb. 6) (de Vries und Saunders, 1962; Asami, 1969) und vom XVI.—XVIII. Stadium mit einer Bulbusschrumpfung sowie einer Verlagerung des Trunkus (Asami, 1969; Goor *et al.*, 1972a) einher.

2. Einer Bulbustorsion im Bereiche des Ostium bulbometampullare um 45° im Uhrzeigersinn (in Blutstromrichtung gesehen). Diese sog. „Bulbusrücktorsion“ (Pernkopf

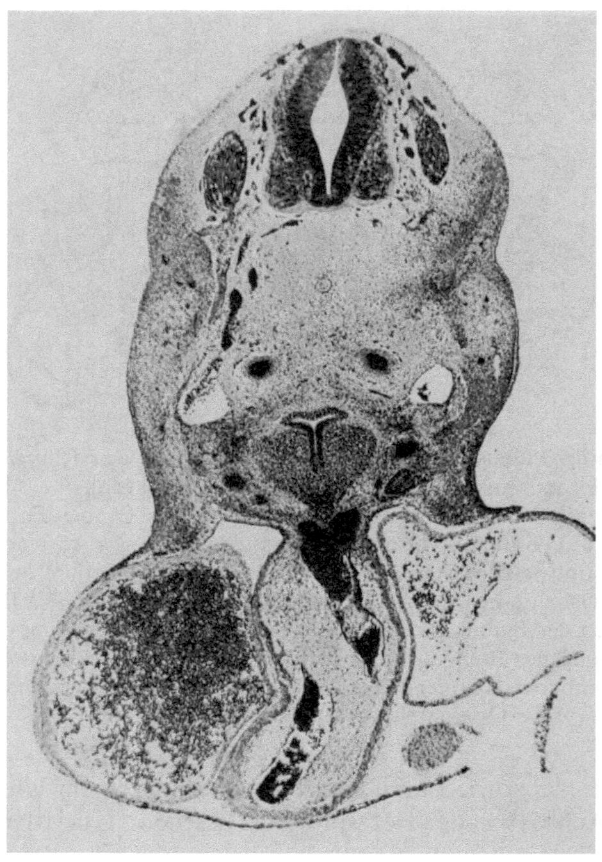

a

Abb. 8. (a) Menschlicher Embryo des XV. Entwicklungsstadiums. Übersicht des langgestreckten Bulbus in der unteren Bildmitte. Daneben Vorhofteile. Färbung: HE; Vergrößerung: etwa 7,5fach. (b) Gleicher Embryo (XV. Entwicklungsstadium), wenige Schnittbreiten weiter dorsal. Ausschnitt des langgestreckten Bulbus, an dem die stark gewundene Bulbusleiste A-I angeschnitten ist. Rechts oben im Bilde der distale Bulbuswulst III, links unten im Bilde der proximale Bulbuswulst B; *A* = proximaler Bulbuswulst A; *I* = distaler Bulbuswulst I; Färbung: HE; Vergrößerung: etwa 55fach

und Wirtinger, 1933) wurde von Asami (1969) auf Grund der Lageänderung der proximalen Bulbuswülste in der Entwicklungsspanne vom XV.—XVI. Stadium dargestellt.

3. Einer Drehung des Ostium bulbotruncale um 150° im Gegenuhrzeigersinne (in Blutstromrichtung gesehen), die von Asami (1969) ebenfalls lupenpräparatorisch verfolgt werden konnte und zwischen dem XV. und XX. Entwicklungsstadium abläuft.

Diese Teilphasen, die durch die Arbeitsgruppe Goor, Dische und Lillehei (1972) nun auch in das angloamerikanische Schrifttum wenigstens teilweise ("leftward shift of the ostium bulbi", "overriding of the aorta" und "aortic conus absorption", also Linksverschiebung des Bulbus mit „Reiten" der Aorta und Bulbusschrumpfung = Teilphase 1 der vektoriellen Bulbusdrehung Doerrs), freilich ohne die grundlegenden Arbeiten Doerrs zu zitieren,

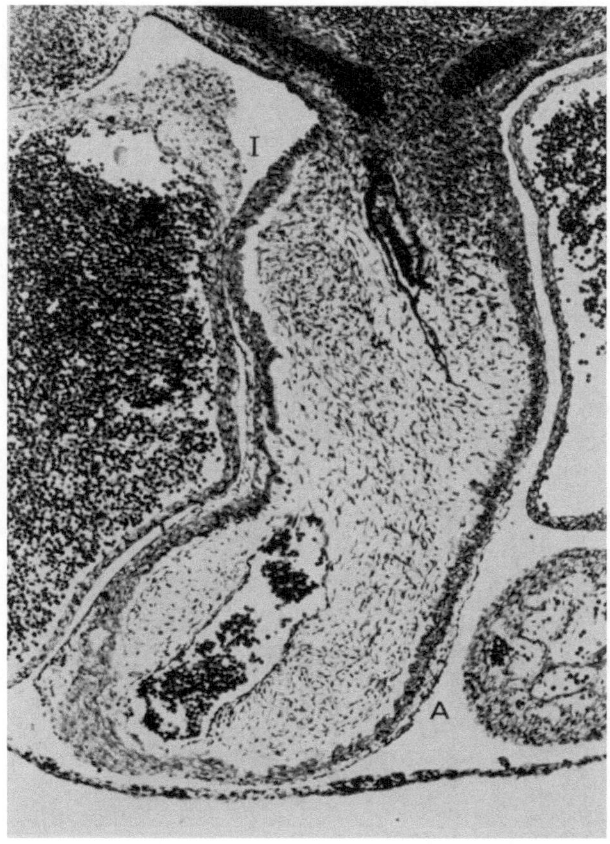

Abb. 8b

Eingang gefunden haben, sind durch entsprechende Befunde an menschlichen embryonalen Herzschnittserien belegbar (Chuaqui und Bersch, 1972, 1973). Von besonderer Bedeutung ist hierbei, daß *vor* der vektoriellen Bulbusdrehung die Lage des primitiven Ostium aortale rechts ventral und die des Ostium pulmonale links dorsal ist, während *nach* Ablauf der Bulbustrunkustorsion (dritte Komponente) — wobei zu betonen ist, daß Bulbus und Trunkus als *einheitliches Gebilde* aufgefaßt werden müssen (Doerr, 1938, 1943, 1950, 1955a; Kramer, 1942) — diese Ostien fast in entgegengesetzter Position erkennbar sind. Die Bulbusleisten A—I und B—III verlaufen infolgedessen *vor* Bewegungsbeginn in einer stark gewundenen Spirale (Abb. 8a und b) *nach* dem Bewegungsablauf (Bulbustrunkustorsion, Bulbusschrumpfung und Bulbusrücktorsion) aber nahezu gestreckt (Abb. 9a und b), das Septum trunci hingegen um 150° torquiert. Dies bedeutet, die aortale Region liegt im *kranialen* Abschnitt ventral, im kaudalen Anteil *dorsal.*

Als letzter Akt dieses Vorganges erfährt das Ostium aortae zu einem späteren Zeitpunkt (XIX.—XX. Entwicklungsstadium), während sich das

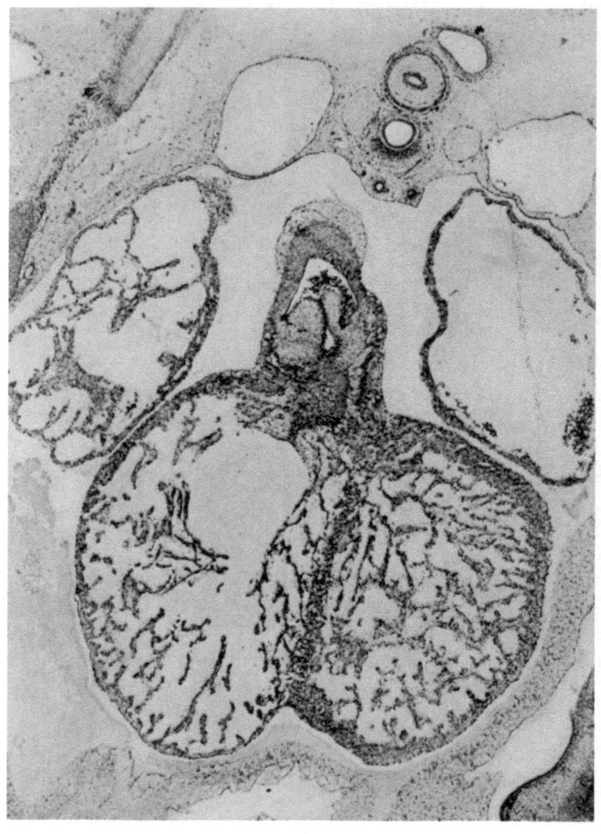

a

Abb. 9. (a) Frontalschnitt durch ein menschliches embryonales Herz (XVIII. Entwicklungsstadium). Im Vergleich zu den Abb. 8a und b deutliche Schrumpfung des Bulbus als Teilkomponente der vektoriellen Bulbusdrehung. Färbung: HE; Vergrößerung: etwa 18fach. (b) Gleiches Entwicklungsstadium (XVIII). Ausschnitt des geschrumpften Bulbus mit nahezu gestreckt verlaufenden Bulbusleisten, die sich zum Bulbusseptum vereinigt haben und in der Mitte weitgehend muskulär umgewandelt sind. Unten im Bild die Nahtlinie zwischen dem Bulbuswulst A (rechts) und B (links). Oben im Bild die Lichtung der Aorta und erste Anlage der Taschenklappen. *A* = Bulbuswulst A; *B* = Bulbuswulst B; *Ao* = Aortenlichtung. Färbung: HE; Vergrößerung: etwa 75fach

Foramen interventriculare verschließt (Asami, 1969), eine zusätzliche Linksverschiebung (Chuaqui und Bersch, 1972).

Die Bulbusseptation beginnt, wie Asami (1969) bei 58 Embryonen lupenpräparatorisch feststellen konnte, erst im XVII. Entwicklungsstadium, also zu einem Zeitpunkte, zu dem das Septum trunci (XV.—XVII. Entwicklungsstadium) schon ausgebildet und das Ostium aortae bereits dorsal *hinter* dem Ostium pulmonale liegt (Abb. 10). Das heißt, die endgültige Trennung der beiden Strombahnen erfolgt am Bulbus — wie von Doerr bereits beschrieben (1952b, 1955a) — erst nach der Bulbusrücktorsion (XV.—XVI. Entwick-

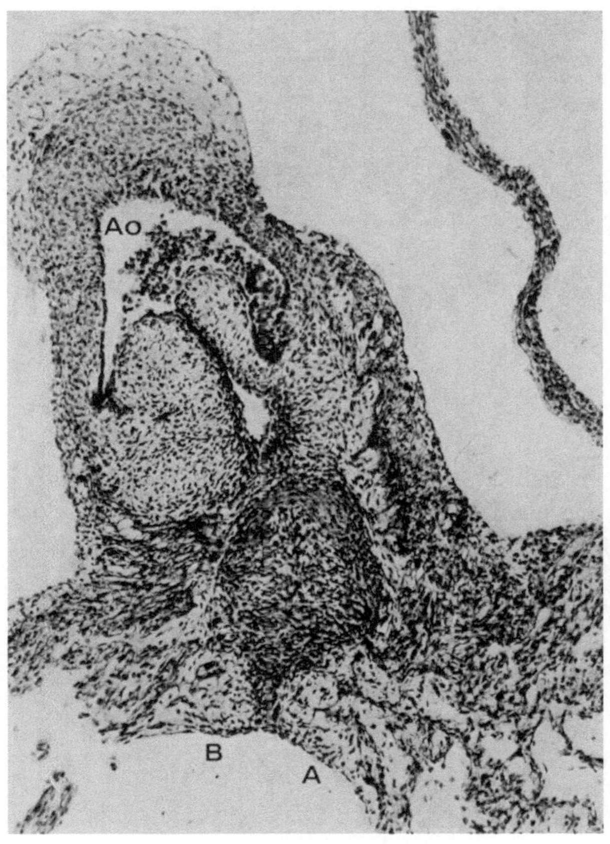

Abb. 9b

lungsstadium) und nach einer weitgehenden Drehung des Bulbotrunkus (XV.—XX. Entwicklungsstadium).

Im Rahmen dieses gesamten Entwicklungsprozesses dürfen folgende Strukturen nicht unerwähnt bleiben:

a) Die Crista supraventricularis und die Trabecula septomarginalis (Tandler, 1913) — Moderatorband (King, 1837).

b) Der Bulboauricularsporn.

c) Die Gegenleiste (Pernkopf und Wirtinger, 1933) — Bulboauricularleiste (Bersch, 1971).

a) *Die Crista supraventricularis und die Trabecula septomarginalis* (Tandler, 1913) — Moderatorband (King, 1837).

Die Crista supraventricularis entwickelt sich im menschlichen embryonalen Herzen aus einer Gruppe von Muskelzügen, die meist am seitlichen Rand des rechten Einstromteiles lagern und in den Entwicklungsstadien XVII und XVIII mit dem Bulbuswulst B verbunden sind (Asami, 1969). Im XX. Entwicklungsstadium ist außerdem eine Verbindung der Crista zu einem „Streifen" des Bulbusseptum erkennbar — der sog. „Raphe" Grants

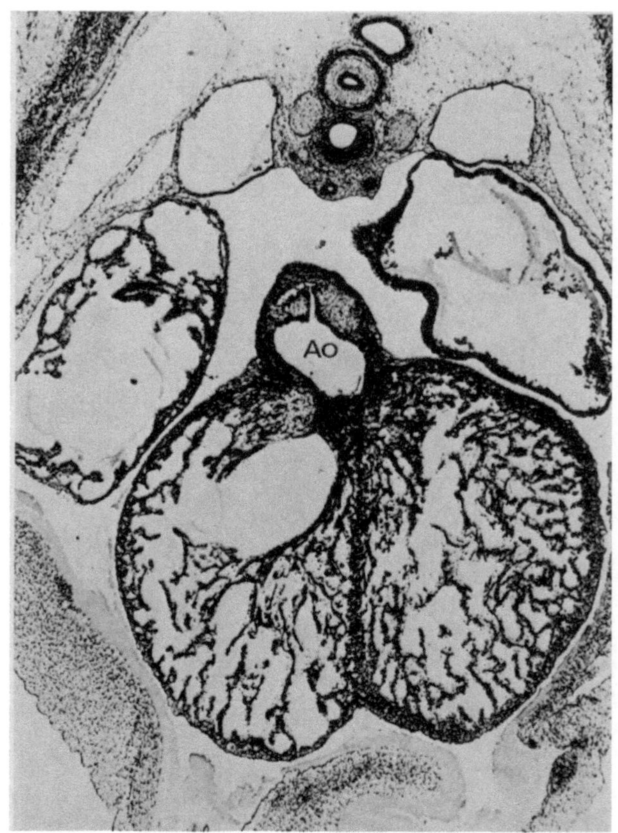

Abb. 10. Menschliches embryonales Herz. Frontalschnitt. Entwicklungsstadium XVIII. Geschrumpftes und gestreckt verlaufendes Bulbusseptum. Darüber die Lichtung der Aorta (*Ao*), in der Schnittsequenz bereits hinter der Pulmonalis gelegen, aber noch „dextroponiert“. Färbung: HE; Vergrößerung: 24fach

(1962b) — welche anscheinend, im Gegensatz zu der Auffassung Goors und Mitarbeitern (1970a und b), der alten Nahtlinie der Bulbusleisten entspricht (Asami, 1969).

Hinsichtlich der Ontogenese der Crista supraventricularis, die am normalen fertigen Herzen die craniale Begrenzung eines frontal gestellten Tores zwischen Einstromteil und Ausstrombahn der rechten Herzkammer darstellt (Tandler, 1913; Puff, 1960; Bankl, 1971a), besteht in der Literatur eine weitgehende Übereinstimmung dahingehend, daß sie als eine „komplexe“ Bildung aufzufassen sei (Benninghoff, 1933; Pernkopf und Wirtinger, 1933; Lev und Saphir, 1945; Puff, 1960; Goor *et al.*, 1970a, 1971). So gelten allgemein einmal Anteile des embryonalen Bulbus und seiner Derivate (Bulbusleisten und späteres Bulbusseptum sowie Bulbuswülste) zum anderen aber auch Teile des Bulboauricularspornes (Lev und Saphir, 1945; Goor *et al.*, 1970a und b, 1971, 1972a) und zusätzlich metaampulläre Muskulatur

(Pernkopf und Wirtinger, 1933) sowie peripheres Bälkchenwerk (Benninghoff, 1933) als Bausteine der späteren Crista.

In der jüngsten Zeit sind diese Probleme im englischen Schrifttum wieder entdeckt worden mit dem Versuch, diese Struktur weiter zu differenzieren (Anderson *et al.*, 1974), freilich ohne Berücksichtigung und Zitat der klassischen und grundlegenden Arbeiten beispielsweise Pernkopfs und Wirtingers (1933) oder Tandlers (1913) sowie auch neuerer Untersuchungen im deutschen Schrifttum, jedoch mit ähnlichen Ergebnissen.

Phylogenetisch betrachten Tandler (1913) und Benninghoff (1933) die Crista supraventricularis als homologe Struktur und Derivat der Bulboauricularlamelle Greils (1902) bei den Reptilien und ontogenetisch als Teil des Bulbusseptum. Diese Auffassung ist nicht unwidersprochen geblieben (Pernkopf und Wirtinger, 1933). Bedeutsam erscheint in diesem Zusammenhang der Hinweis Tandlers (1913) hinsichtlich der Nomenklatur, daß in der Embryologie diese und ähnliche Strukturen als „Bulbus“ und nicht als „Conus“ oder aber „Infundibulum“ bezeichnet werden sollten. Diese Bezeichnungen (Konus oder Infundibulum) sollten der Benamung des entsprechenden Gebietes am fertigen normalen Herzen vorbehalten bleiben, da ja ein „Konus“ bzw. ein „Infundibulum“ im wörtlich deskriptiven Sinne erst im Laufe der Entwicklung (beispielsweise durch die Bulbusschrumpfung) entstünden.

Ausführliche und detaillierte Untersuchungen der Crista supraventricularis am fertigen Herzen gehen im wesentlichen auf Brandt (1953, 1954), Puff (1960) und Grant und Mitarbeiter (1961) zurück, teilweise unter funktionellen Gesichtspunkten, die hier nicht zur Rede stehen sollen. Brandts (1953) Verdienst ist und bleibt im Gegensatz zu van Praagh und van Praagh (1966), — wie wir später sehen werden — die Erkenntnis, daß die Crista supraventricularis eine dem rechten Ventrikel untrennbar verbundene Struktur ist, was später auch von Puff (1960) bestätigt werden konnte. Grant u. Mitarb. (1961) konnten präparatorisch drei oberflächliche Schichten von einer tiefen Muskelschicht trennen. Zwei der oberflächlichen Muskelschichten, ein sog *parietales* Bündel der Crista (ausgehend von der rechten Circumferenz der Pulmonalklappenbasis) stößt mit einer sog. *septalen* Muskelkomponente (ausgehend von der linken Circumferenz der Lungenschlagaderbasis) zusammen und bildet so die sog. Infundibularraphe (Keith, 1909). Der Scheitelpunkt dieser Raphe wird durch die linke Pulmonalklappe (Goor *et al.*, 1970a und b, 1971) gebildet. Dem Fußpunkte entspricht etwa die Position des Luschkaschen Muskels, wobei dieser als Derivat des in der Entwicklung nach medial verlagerten Bulbuswulstes B angesehen werden kann (Pernkopf und Wirtinger, 1933). Ob nun diese „Raphe“ als Nahtlinie der Bulbuswülste A und B, oder aber der Bulbusleisten A—I und B—III anzusehen ist, ist letztlich nicht geklärt (Bersch, 1971, 1973; Goor *et al.*, 1970a und b, 1971). Einigkeit herrscht jedoch in der Literatur, daß *beide* Muskelkomponenten (parietaler und septaler Teil der Crista) zweifellos aus einer bulbären Matrix entstanden sind (Asami, 1969; Goor *et al.*, 1970a und b, 1971, 1972; Bankl, 1971a; Bersch, 1971, 1973), wobei unserer Ansicht nach der Pars septalis cristae, die von einigen Autoren (van Praagh und van Praagh, 1966, 1971; Bankl, 1971a) als ein Teil der Trabecula septomarginalis (Tandler, 1913) aufgefaßt wird, gemäß der klassischen Untersuchungen Pernkopfs und Wirtingers (1933) bulbometaampulläre Muskelanteile und Ausläufer des Bulboauricularspornes (Lev und Saphir, 1945; Goor *et al.*, 1970a und 1971; Bersch, 1971) — eventuell sog. unterer Anteil der tiefen Konusmuskulatur Grants u. Mitarb. (1961) — zuzuordnen sind.

Als Fortsetzung der sog. Pars septalis cristae stellt die Trabecula septomarginalis (Tandler, 1913) — gleichsam als kaudaler Teil eines frontal gestellten Tores (Puff, 1960) — zusammen mit dem großen vorderen Papillarmuskel, die untere anatomische Grenze zwischen Ein- und Ausstrombahn der rechten Herzkammer dar. In diesem Muskelbogen verläuft ungemein konstant, meist als geschlossener Strang, der *rechte Schenkel des Reizleitungssystemes.*

Nach Tandler (1913) ist die Trabekel der „Muskelleiste" der Reptilien (Greil, 1902) homolog. Auf Grund ontogenetischer Untersuchungen über die Bedeutung der *Konturfasern* des Herzschlauches zur Entwicklungsgeschichte des Reizleitungssystemes konnte Benninghoff (1923, 1930) zeigen, daß nur der Muskelbogenteil vom Septum bis zum vorderen Papillarmuskel, also die Pars septopapillaris der Trabecula septomarginalis (Tandler, 1913) oder „die Trabecula septopapillaris", wie Benninghoff (1923) sie nannte, dem Bulbusteil der „Muskelleiste" der Reptilien homologisiert werden kann. Das bedeutet, daß hier eine Grenzlinie zwischen ehemaligem Bulbus und rechter Herzkammer am fertigen normalen Herzen gezogen werden darf. Eine ähnliche Grenze — gebunden an eine Trabekel mit Teilen des Reizleitungssystemes — läßt sich auch in Übereinstimmung mit Goor u. Mitarb. (1970a und b, 1971) in dem Ausstromtrakt der linken Herzkammer ziehen (Bersch, 1973).

Zusammenfassend sollte folgendes festgestellt werden:

1. Die anatomische Grenze zwischen Ein- und Ausstrombahn der fertigen normalen rechten Herzkammer wird cranial von der Crista supraventricularis, kaudal von der Trabecula septomarginalis (Tandler, 1913) beziehungsweise dem Moderatorband (King, 1837) gemeinsam mit dem vorderen Papillarmuskel gebildet.

2. Die Crista supraventricularis der normal ausgebildeten Herzkammer ist ein Teil des Infundibulum beziehungsweise Konus, der sich zwischen den Pulmonalklappen und dem Septum membranaceum erstreckt (Goor *et al.*, 1970a und b). Oberflächlich kann eine Pars parietalis von einer Pars

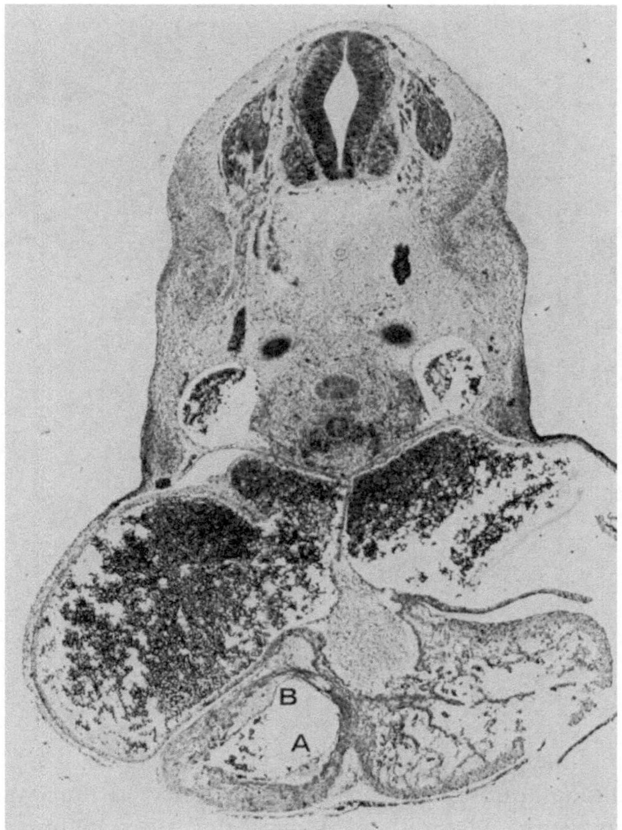

a

Abb. 11. (a) Menschlicher Embryo. Entwicklungsstadium XV. Übersichtsdarstellung der Herzanlage. In der Bildmitte das Hauptendokardkissen O. Rechts und links darüber Vorhofanteile. Im Bilde unten das Ostium bulbi mit den Bulbuswülsten A (unten und vorne) und B (oben und hinten). *A*= Bulbuswulst A; *B*= Bulbuswulst B. Färbung: HE; Vergrößerung: etwa 7,5fach. (b) Gleicher Embryo. Zwischen dem Hauptendokardkissen O und dem Bulbus mit den Bulbuswülsten A und B verläuft sagittal gestellt der Bulboauricularsporn. *Ao* = Anlage des Aortenbettes. Färbung: HE; Vergrößerung: 36fach

septalis unterschieden werden (Grant *et al.*, 1961), die an der sog. Infundibularraphe (Keith, 1909) zusammenstoßen.

3. Die Crista supraventricularis ist ein mit der rechten Herzkammer untrennbar verbundenes Bauelement (Brandt, 1953, 1954).

4. Entwicklungsgeschichtlich ist sie als ein „komplexes" Gebilde anzusehen (Pernkopf und Wirtinger, 1933). Als Matrix dürfen neben Derivaten des embryonalen Bulbus Teile des Bulboauricularspornes und metaampulläre Muskelelemente gelten.

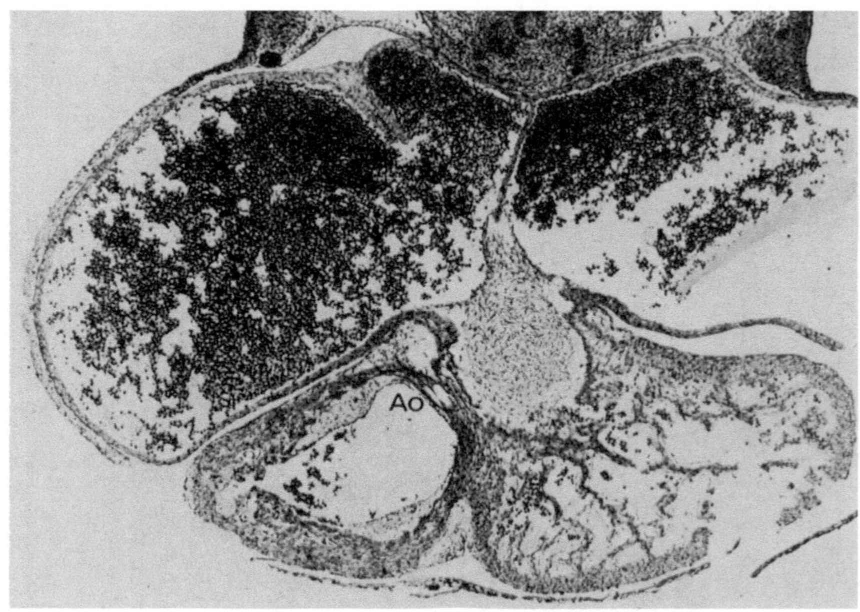

Abb. 11 b

5. Eine definierte Zuordnung embryonaler Matrix zu Strukturen des fertigen Pulmonalkonus ist nur bedingt möglich und muß naturgemäß auf Grund der extremen Materialbewältigung und -verschiebung in der Ontogenese dieses Herzgebietes teilweise hypothetischen Charakter haben (z.B. „imaginary infundibuloventricularjunctional line" von Goor u. Mitarb. (1970a und b, 1971).

6. Die Pars septopapillaris (Benninghoff, 1923, 1930) der Trabecula septomarginalis (Tandler, 1913) bzw. des Moderatorbandes (King, 1837) darf am ausgebildeten normalen rechten Herzventrikel als Grenzlinienäquivalent zwischen ehemaligem embryonalem Bulbus und Ventriculus primitivus angesehen werden.

7. Eine gleichwertige muskuläre Struktur ist auch in der Ausstrombahn der linken normal ausgebildeten Herzkammer nachweisbar (Bersch, 1973).

b) *Der Bulboauricularsporn.*

Die aortale Region ist am Ostium bulbare im XV. Entwicklungsstadium rechts ventral von den proximalen Bulbuswülsten und links dorsal von einem sich entlang der Bulboauricularfalte (Tandler, 1913) erstreckenden Muskelbogen, dem primitiven muskulären Bulboauricularsporn (Greil, 1902; Pernkopf und Wirtinger, 1933) begrenzt (Abb. 11a und b). Dieser Muskelsporn trennt zunächst das proximale Aortengebiet von dem weiter links und dorsal gelegenen Hauptendocardkissen O, wird dann jedoch durch die Linksverlagerung des Bulbus komprimiert und bildet sich zurück

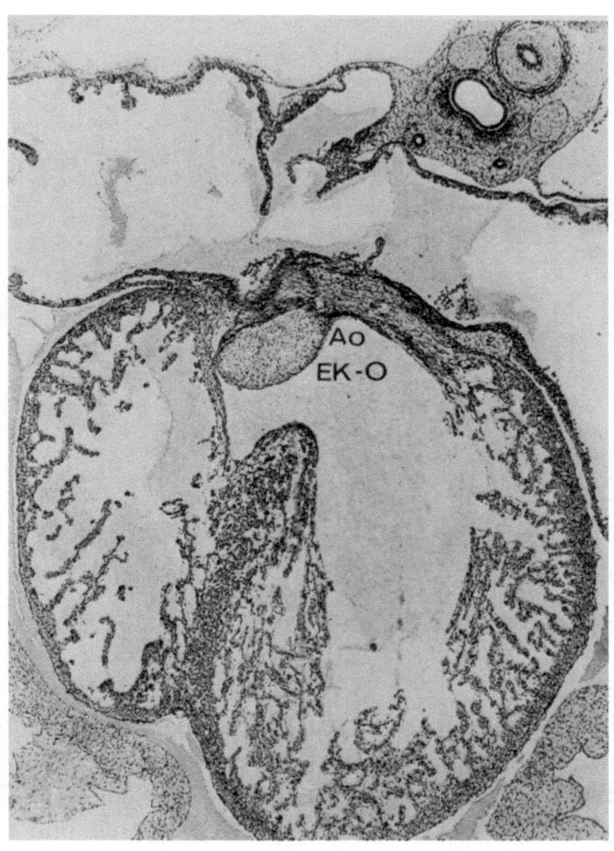

a

Abb. 12. (a) Frontalschnitt des Herzens (menschlicher Embryo des XVIII. Entwicklungsstadiums). Etwa in Bildmitte das vordere Hauptendokardkissen (*EK-O*). Rechts daneben das Aortenbett (*AO*). Färbung: HE; Vergrößerung: etwa 36fach. (b) Gleicher Embryo. Ausschnitt der Herzbasis. Rechts neben dem vorderen Hauptendokardissen das Aortenbett (*AO*). Unmittelbar unter der Tricuspidalnische (*Tr*) sind noch horizontal verlaufende Muskelfasern des primitiven Bulboauricularspornes sichtbar. Färbung: HE; Vergrößerung: etwa 82fach

(Bersch, 1971; Goor *et al.*, 1970a und b). Hierdurch wird eine direkte Kontinuität zwischen dem linken dorsalen Abschnitt der proximalen Aortenbahn und dem vorderen Endocardkissen hergestellt (Abb. 12a und b). Später erstrecken sich bindegewebige Reste des Spornes von dem septalen Segel der Mitralklappe hinter dem Aortenconus vorbei — Region mitro-aortique — (Abb. 13) bis hin zu dem Ursprung des vorderen Tricuspidalrandes und dem Bulbuswulst B (Bersch, 1971), wobei dessen Position etwa dem Luschkaschen Muskel entspräche (Pernkopf und Wirtinger, 1933).

c) *Die Gegenleiste* (Pernkopf und Wirtinger, 1933) — Bulboauricularleiste (Bersch, 1971).

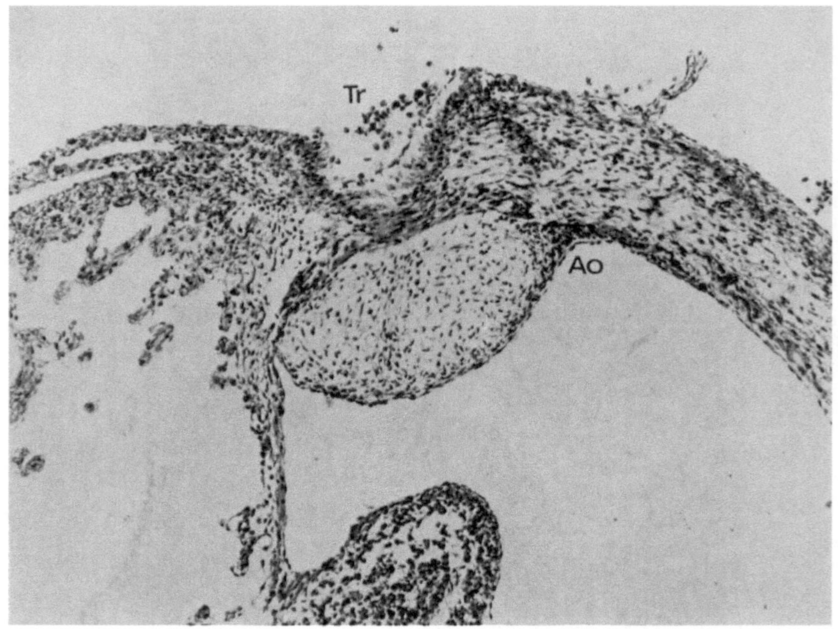

Abb. 12b

In dieser Entwicklungsphase (XVIII) verschmelzen einerseits die proximalen Bulbuswülste A und B miteinander, andererseits bildet sich die zunächst bindegewebige, später dann muskuläre Gegenleiste B—O (Pernkopf und Wirtinger, 1933), die gleichermaßen den vorderen und rechten Abschnitt des proximalen Aortengebietes darstellt (Asami, 1969) (Abb. 14). Diese Leiste (Bulboauricularleiste, Bersch, 1971), nach Goor u. Mitarb. (1970a und b) ein Teil des Bulboauricularspornes — sog. conoventriculärer Sporn —, die jedoch den Bulboauricularsporn unterkreuzt (Bersch, 1971), verschmilzt dann mit dem First des Septum ventriculare musculare (Hauptleiste, Pernkopf und Wirtinger, 1933).

3. Ventrikelseptation und Verschluß des Foramen interventriculare

Die Ventrikelseptation wird im wesentlichen durch die Entwicklung des Septum ventriculorum musculare, des Septum bulbi und der Gegenleiste (Bulboauricularleiste, Bersch, 1971) realisiert.

Im XIV. und besonders deutlich im XV. Entwicklungsstadium zeigt sich die Anlage des Septum ventriculorum musculare (de Vries und Saunders, 1962; Abb. 15). Diese verschmilzt im XVII. Entwicklungsstadium durch je einen ventralen und dorsalen Ausläufer mit den zugehörigen Hauptendocardkissen (Asami, 1969). Die Bildung des Septum bulbi wurde bereits besprochen. Wichtig ist jedoch, daß durch die Verschmelzung der proximalen Bulbuswülste und die fortschreitende Verlagerung des Bulbuswulstes B nach

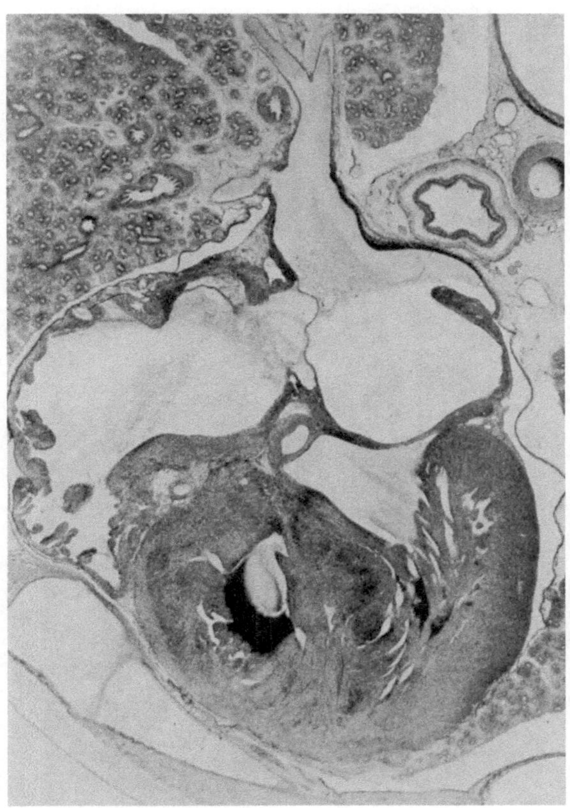

Abb. 13. Verlauf des bindegewebigen Bulboaurikularspornes von der Regio mitroaortalis (die Lamelle, die den linken Vorhof von dem Aortenkonus trennt) hinter der Aorta vorbei nach rechts zwischen rechtem Vorhof und Ventrikel. Schnittserie eines Fetus von 80 mm Scheitel-Steiß-Länge. Färbung: Azan; Vergrößerung: etwa 19fach

medial bulbometaampulläre Muskulatur mit in den sich bildenden Muskelbogen der künftigen Crista supraventricularis einbezogen wird (Asami, 1969; Pernkopf und Wirtinger, 1933).

Erst *nach* der Bulbusrücktorsion, *nach* der Septation von Bulbus und Trunkus, und *nachdem* die Trunkustorsion größtenteils abgeschlossen ist, verschließt sich das Foramen interventriculare (XVIII.—XX. Entwicklungsstadium). Noch im XVIII. Entwicklungsstadium „reitet" die Aorta über dem Foramen interventriculare (Abb. 16)! Nach Odgers (1938/39), Los (1968) und Chuaqui und Bersch (1972) ist das Foramen interventriculare bereits im XIX. Entwicklungsstadium verschlossen, nach Asami (1969) erfolgt der Verschluß des „Bulboauricularkanales" (Odgers, 1938/39) zwischen dem XIX. und XX. Entwicklungsstadium. Der Verschluß erfolgt durch die Verschmelzung der Hauptendocardkissen dorsal und durch die Hauptleiste (Pernkopf und Wirtinger, 1933) — First des Septum ventriculorum muscu-

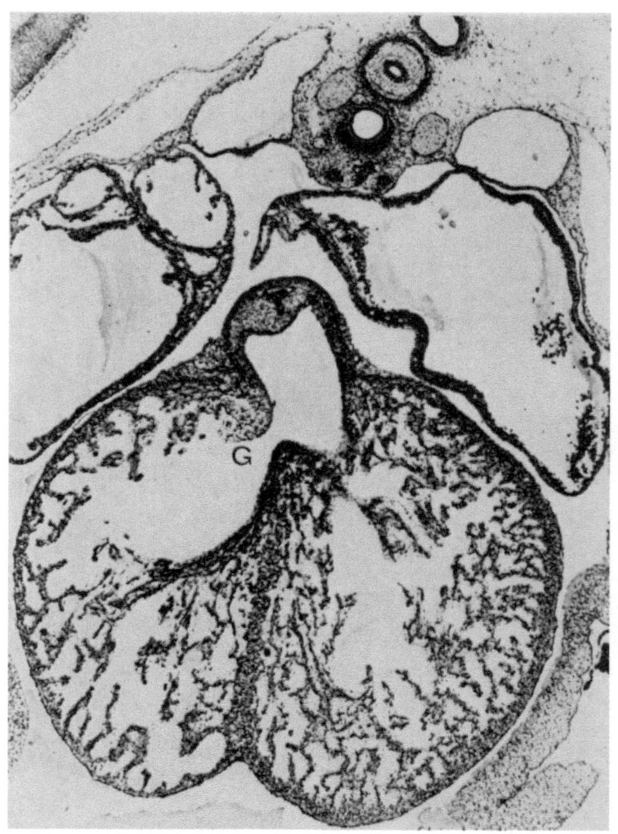

Abb. 14. Entwicklungsstadium XVIII. Querschnitt durch die beginnend muskulär unterwanderte, hauptsächlich aber noch bindegewebige Gegenleiste (Bulboauricularleiste) B-O als vordere rechte Begrenzung des proximalen Aortengebietes, nur noch durch einen schmalen Spaltraum von der Hauptleiste des Septum ventriculorum getrennt. *G*= Gegenleiste. Färbung: HE; Vergrößerung: 24fach

lare — mit der Gegenleiste (Pernkopf und Wirtinger, 1933) — Bulboauricularleiste (Bersch, 1971) — (Asami, 1969) (Abb. 17). Diese Verschmelzungszone, unter der unmittelbar das Hissche Bündel verläuft, ist im XIX. und XX. Entwicklungsstadium noch als „Nahtlinie“ (Abb. 18a und b) erkennbar (Chuaqui und Bersch, 1972, 1973; Bersch, 1973). Nach Abschluß dieses Vorganges, durch den ein Teil der Metaampulle und des Bulbus in die ehemalige Proampulle einbezogen wird (Pernkopf und Wirtinger, 1933; Goerttler, 1958, 1963a) gewinnt das Ostium aortae *endgültig* Anschluß an die linke Herzkammer. Die definitive Determination zwischen rechter und linker Herzkammer ist vollzogen.

Bei der Betrachtung dieser *Scheidewandzone* des Herzens von ventral nach dorsal ist auffallend, daß es sich um eine einzige *Aneinanderreihung von Verschmelzungs- und Nahtlinienzonen* handelt, nämlich:

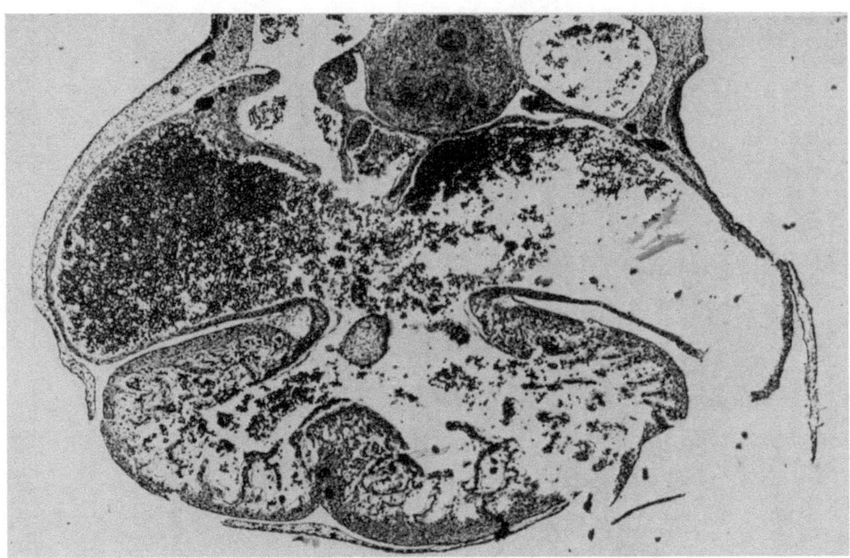

Abb. 15. Embryo des XV. Entwicklungsstadiums. Herzfrontalschnitt. In der Bildmitte der Auricularkanal mit Resten des hinteren Hauptendokardkissens. Zwischen Metaampulle (links im Bilde) und Proampulle (rechts im Bilde) die Anlage des Septum interampullare (ventriculare primitivum). Färbung: HE: Vergrößerung: etwa 30fach

I. der Bulbusleisten miteinander,
II. des Bulbuswulstes A mit dem Wulst B,
III. der Hauptleiste mit der Gegenleiste,
IV. der Haupt- und Gegenleiste mit den vereinigten Hauptendocardkissen und
V. der verschmolzenen Hauptendocardkissen sowie der Hauptleiste mit dem Endocardkissen U.

Am fertigen, normal gebildeten Herzen entsprächen diesen Zonen etwa folgende Areale, wobei, wie bereits betont, eine distinkte Abgrenzung naturgemäß nicht möglich ist und die angegebenen „Grenzzonen" als relativ anzusehen sind (Abb. 19):

I. Die Verschlußzone der Bulbusleisten findet sich rechtsventriculär etwa zwischen dem Annulus fibrosus und der Crista supraventricularis, linksventriculär etwa unter der linken Taschenklappe der Aorta und der „Trabecula septomarginalis" links (Bersch, 1973), die die Pars glabra von der Pars trabecularis des Septum ventriculorum abgrenzt, und in der konstant ein Teil des linken vorderen Astes des Reizleitungssystemes verläuft. Dies steht, entgegen der Auffassung Keiths (1924), daß nämlich am fertigen normalen Herzen unter dem Aortenanulus *keine* Reste bulbärer Muskulatur vorhanden wären, in gutem Einklang mit den Untersuchungsergebnissen Goors u. Mitarb. (1970a und b, 1972), die ebenfalls bulbäre Muskelformationen (sog. Septum conoventriculare) *subaortal* finden.

II. Der Vereinigung der Bulbuswülste A und B läßt sich an der definitiven normalen Kammerscheidewand kein eindeutiger Bezugspunkt zuordnen. Man darf jedoch vermuten, daß rechtsventrikulär etwa die Gegend des Luschkaschen Muskels, also der

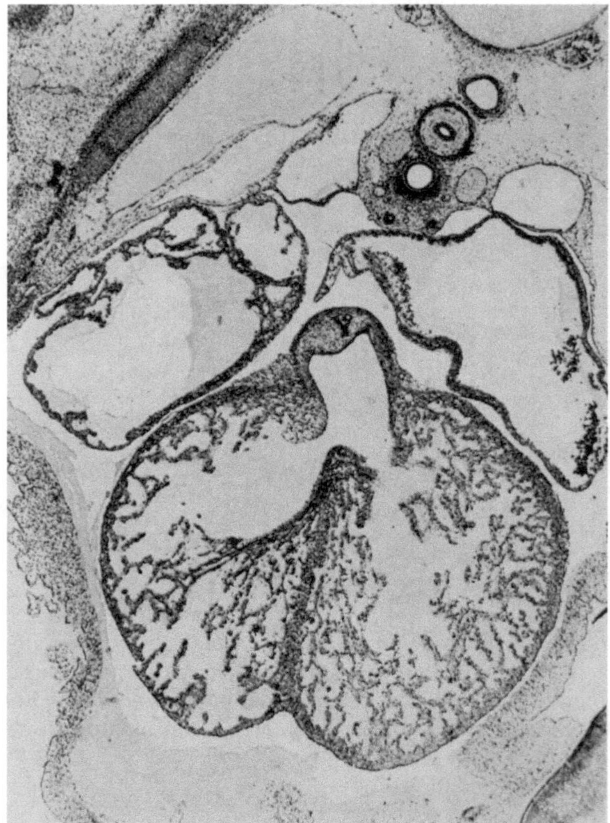

Abb. 16. Frontalschnitt des Herzens eines menschlichen Embryo im Entwicklungsstadium XVIII. „Reitende“ Aorta über dem First des Septum ventriculorum. Färbung: HE; Vergrößerung: etwa 24fach

Grenzpunkt zwischen Pars septalis und parietalis der Crista supraventricularis, als Verschmelzungsareal in Frage kommt.

III. Der Nahtlinie zwischen Haupt- und Gegenleiste (Bulboauricularleiste, Bersch, 1971) läßt sich auf der rechten Herzkammerscheidewandseite das Gebiet unterhalb und hinter der Crista supraventricularis zuweisen. Linksventriculär entspräche dies etwa einem schmalen Grat direkt unterhalb der rechten Hälfte der rechten Taschenklappe der Aorta kurz vor dem Septum membranaceum. Diesem Areal entspricht rechtsventriculär eine Zone bei Becu u.Mitarb. (1956) sowie bei Goor u. Mitarb. (1970a) — „sog. conoventriculärer Sporn“ — die nach der klassischen Definition der Fossa subinfundibularis gleichzusetzen ist.

IV. Der Verschmelzungszone der Haupt- und Gegenleiste mit den vereinigten Hauptendocardkissen kann die Pars membranacea septi ventriculorum zugeteilt werden, die rechtsventriculär weitgehend von dem septalen Tricuspidalsegel verdeckt wird und eben durch den Ansatzrand dieses Segels in eine Pars ventricularis und eine Pars atrioventricularis (Tandler, 1913) geschieden wird.

V. Die Region der vereinigten Hauptendocardkissen O und U sowie der Hauptleiste mit dem hinteren unteren Endocardkissen ist hinter der Pars membranacea und unter dem septalen Segel der Mitralis und Tricuspidalis zu suchen.

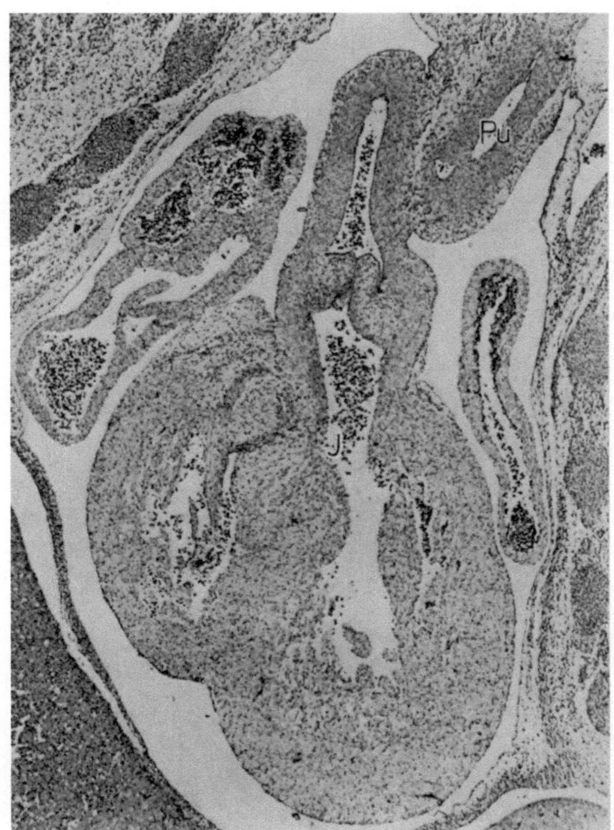

Abb. 17. Frontalschnitt durch das Herz eines menschlichen Embryo (Entwicklungsstadium XVIII). Einige Schnittbreiten weiter dorsal im Vergleich zu Abb. 16. Die Verschmelzung zwischen Haupt- und Gegenleiste ist in Szene gegangen und zeigt noch eine kleine Incisur (*J*). In Bildmitte die Ausstrombahn in die Aorta. Oben rechts im Bilde Anschnitt der Pulmonalis (*Pu*). Färbung: HE; Vergrößerung: 26fach

Derartige schwierige embryologisch-morphologische Betrachtungen der Herzkammerscheidewand (Goor *et al.*, 1970a und b; Bersch, 1971) mögen ihre Berechtigung darin finden (Lev, 1970), die Anregung zu geben, ein Einteilungsprinzip der Ventrikelseptumdefekte zu erarbeiten, welches im Gegensatz zu einer rein topographischen, zweifellos einfacheren Klassifikation, die Möglichkeit eröffnet, zum besseren Verständnis der formalen Morphogenese der Ventrikelseptumdefekte beizutragen.

4. Trunkusseptation

An der Grenze zwischen Bulbus und Trunkus bilden sich 4 Endocardwülste (Pernkopf und Wirtinger, 1933), die distalen Bulbuswülste I bis IV. Die Bulbuswülste I und III bilden sich im XIV. Entwicklungsstadium (de

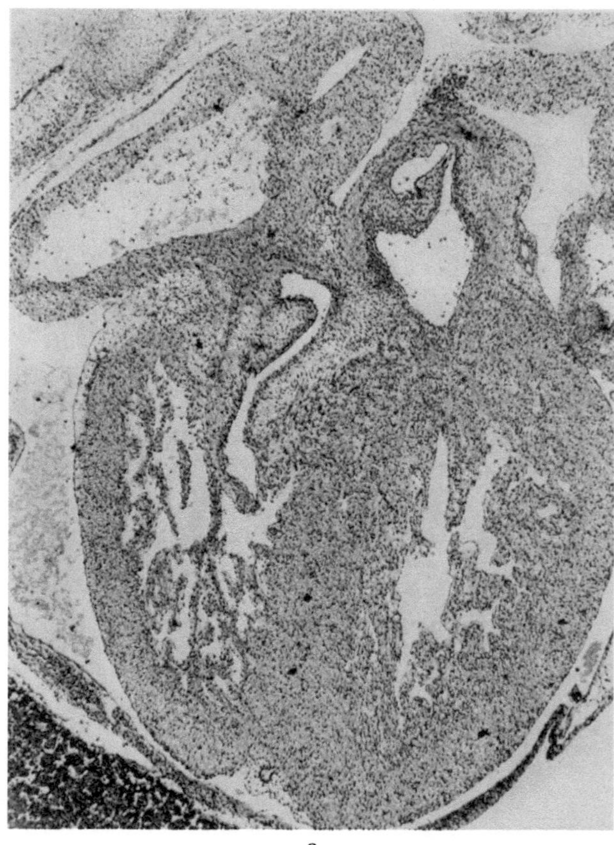

a

Abb. 18. (a) Entwicklungsstadium XIX. Frontalschnitt durch ein menschliches embryonales Herz. Das Foramen interventriculare ist allseits verschlossen. Das Ostium aortale (rechts im Bilde) hat endgültig Anschluß an die linke Herzkammer gewonnen. Färbung: HE; Vergrößerung: 30fach. (b) Gleiches Entwicklungsstadium (XIX). Detailvergrößerung mit Darstellung der Nahtlinie (×-×) zwischen Haupt- und Gegenleiste. Unter der Hauptleiste als bogenförmige Kontur erste Strukturelemente des Hisschen Bündels (*H*). Färbung: HE; Vergrößerung: 75fach

Vries und Saunders, 1962), die Wülste II und IV im XV. Entwicklungsstadium (de Vries und Saunders, 1962; Asami, 1969). Die Bulbuswülste I und III werden in der weiteren Entwicklung halbiert, und es beginnen sich die noch plumpen Taschenklappen zu differenzieren. Das Septum trunci, welches sich aus von außen einwachsendem Bindegewebe (Los, 1966) bildet, entsteht vom XV. bis XVII. Entwicklungsstadium (Streeter, 1948; de Vries und Saunders, 1962; Los, 1968). Chuaqui und Bersch (1972) finden ein ausgebildetes Septum trunci im XVIII. Entwicklungsstadium (Abb. 20). Das heißt, die Trunkusseptation ist mit Beginn der Bulbusseptation abgeschlossen!

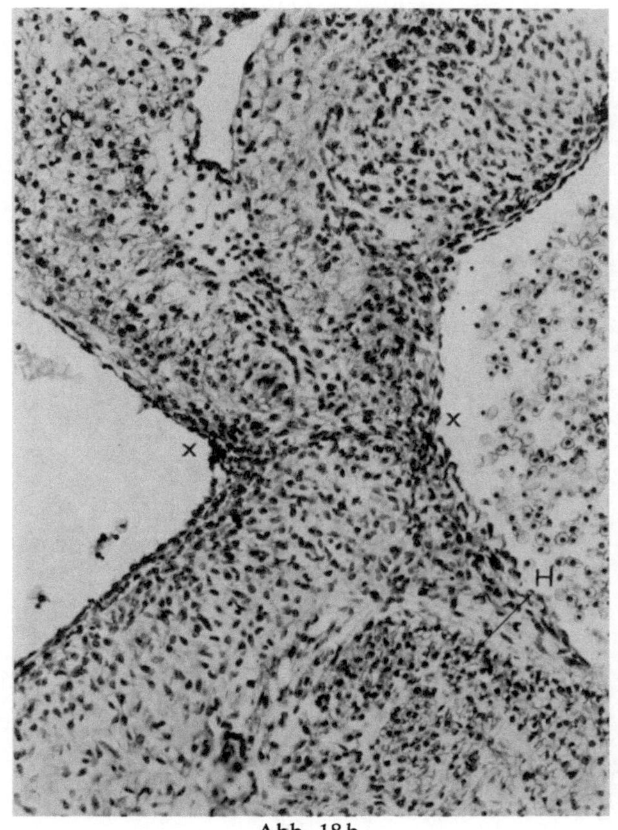

Abb. 18b

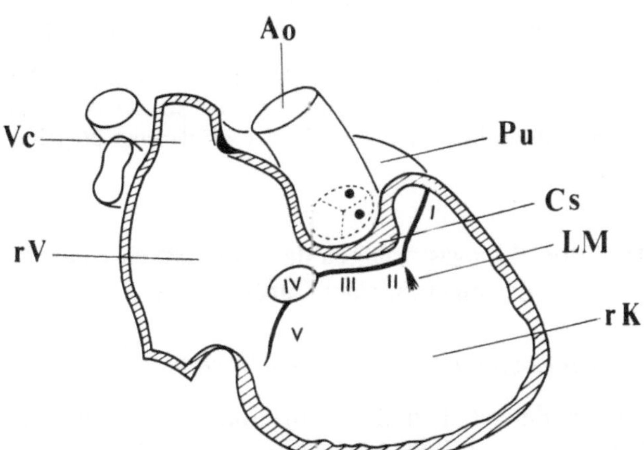

Abb. 19. Schematisierte Ansicht des normal gebildeten fertigen Herzens von rechts. Durch eine schwarze Linie markiert die ungefähre Projektion der embryonalen Verschmelzungs- und Nahtlinienzonen. I der Bulbusleisten; II der Bulbuswülste A und B; III der Haupt- und Gegenleiste; IV der Haupt- und Gegenleiste mit den vereinigten Hauptendokardkissen; V der verschmolzenen Hauptendokardkissen sowie der Hauptleiste mit dem Endokardkissen U. *Ao*= Aorta; *Cs* = Crista supraventricularis; *LM*= Luschkascher Muskel; *Pu*= Pulmonalis; *rK*=rechte Herzkammer; *rV*=rechter Vorhof; *Vc*= Vena cava superior. Nach Goerttler (1963b), verändert

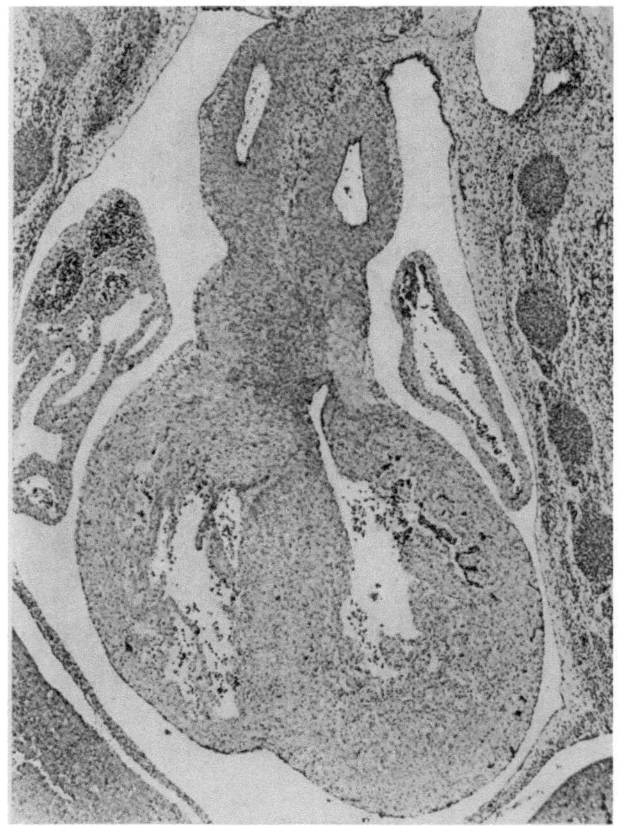

Abb. 20. Frontalschnitt eines menschlichen embryonalen Herzen im XVIII. Entwicklungsstadium. Ausgebildetes Septum trunci mit Anschnitten der Aorta und Pulmonalis oben in Bildmitte. Färbung: HE; Vergrößerung: 26fach

III. Entwicklungsstörungen der „kritischen Phase" der menschlichen Cardiogenese

1. Störungen der vektoriellen Ohrkanaldrehung

Die Arretierung der vektoriellen Ohrkanaldrehung ist für die formal morphogenetische Interpretation der sog. *primitiven Laevocardie* (Goerttler, 1958, 1963b, 1968, 1969) von großer Bedeutung. Die Mißbildung zeichnet sich durch ein *schleifenförmiges* Herz aus. Die *hintereinander* geschalteten Pro- und Metaampulle persistieren, die Vorhöfe stehen nur mit der Proampulle in Verbindung („double-inlet left ventricle", de la Cruz und Miller, 1968). Oft ist hierbei auch die vektorielle Bulbusdrehung gestört. Als wichtiges, häufig zu beobachtendes morphologisches Symptom für diese Mißbildung darf die sog. Juxtapositio auricularum cordis gelten (Abb. 21a

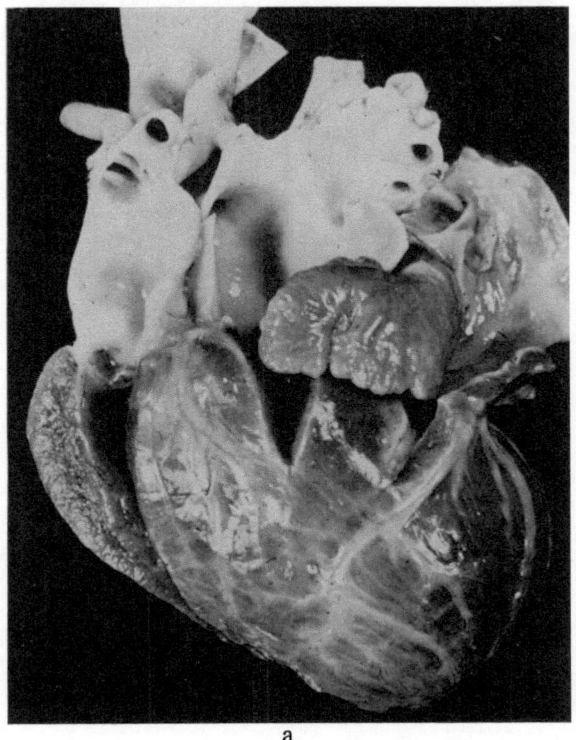

a

Abb. 21. (a) Primitive Lävokardie. Ansicht von ventral. Primitive Stellung zu Anfang der vektoriellen Bulbusdrehung. Links im Bild die Aorta, in der Mitte die Pulmonalarterie, die über dem Foramen interventriculare reitet. Rechts unten im Bilde die Proampulle, rechts oben die Vorhöfe, die nur mit der Proampulle kommunizieren. Lage der Vorhöfe und Herzohren im Sinne einer Juxtapositio auricularum cordis (A/88/65, Krankenhaus R. d. Rio, Santiago de Chile). (b) Primitive Lävokardie. Aufgeschnittene Proampulle und dorsal gelegener rechter Vorhof. Rechts im Bild Zugang zu dem Herzohr, links im Bild das typisch gebildete Septum atriorum (A/88/65, Krankenhaus R. d. Rio, Santiago de Chile)

und b). Auch Fehlbildungen der Kammereinflußbahnen (Atrioventricularklappen), siehe darüber: Lev *et al.* (1969) und Liberthson *et al.* (1971), können durch einen Arrest dieser Drehung eine formale Erklärung finden (Goerttler, 1958, 1963b).

2. *Störungen der vektoriellen Bulbusdrehung*

Alles, was geeignet ist, die entwicklungsgeschichtliche Reihe der Formbildung des normalen arteriellen Herzendes (= *vektorielle Bulbusdrehung*, Abb. 22) zu stören, könnte das Phänomen der „reitenden" Gefäße hervorrufen.

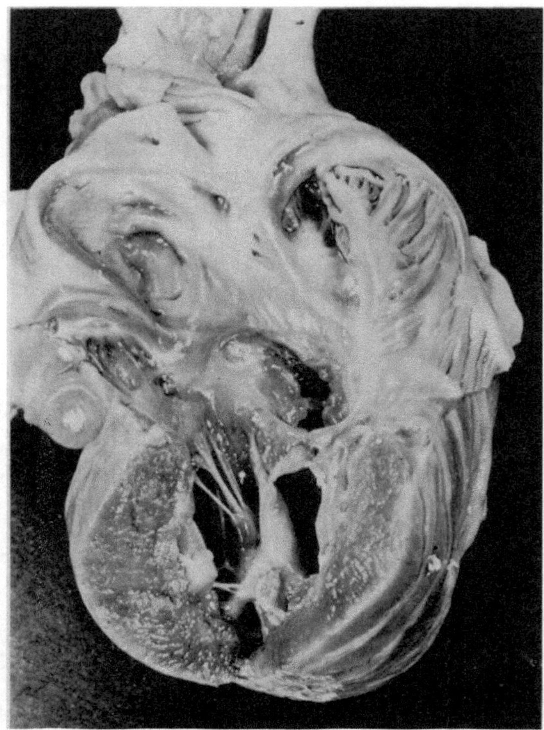

Abb. 21 b

Eine erste mögliche Klärung hinsichtlich eines etwaigen Störmomentes mit nachfolgender Positionsanomalie der arteriellen Gefäße boten die Untersuchungen Shaners (1949, 1951), vorgenommen an zahllosen embryonalen Schweineherzen, in denen er auf die Bedeutung einer Kollision der Anlage des Aortenostium mit dem vorderen, luxurierend angelegten oder nicht rechtzeitig zurückgebildeten Hauptendocardkissen hinwies. Der so hervorgerufene „Torsionsarrest" könne, bedingt durch die Störung des Einbaues der Aorta in die Kammerbasis, das Phänomen der „reitenden" Aorta hervorrufen.

Ohne jetzt und hier über Wert oder Unwert der kausalgenetischen Bedeutung dieser Störmöglichkeit zu urteilen, läßt sich allgemein sagen, daß Störungen der vektoriellen Bulbusdrehung, formal bedingt durch einen unterschiedlich starken Arrest der Torsion, zu Heterotopien der großen Gefäße am arteriellen Herzende führen, deren Einzelformen eine von Doerr (1952a und b, 1955a und b, 1960, 1970) erkannte „teratologische Reihe" bilden (Abb. 23).

Bezogen auf diese *teratologische Reihe* der arteriellen Heterotopien (Doerr, 1952, 1955, 1960, 1970), deren Einzelformen als beispielhafte Ausschnitte eines zeitlich kontinuierlichen Prozesses zu betrachten sind (Chua-

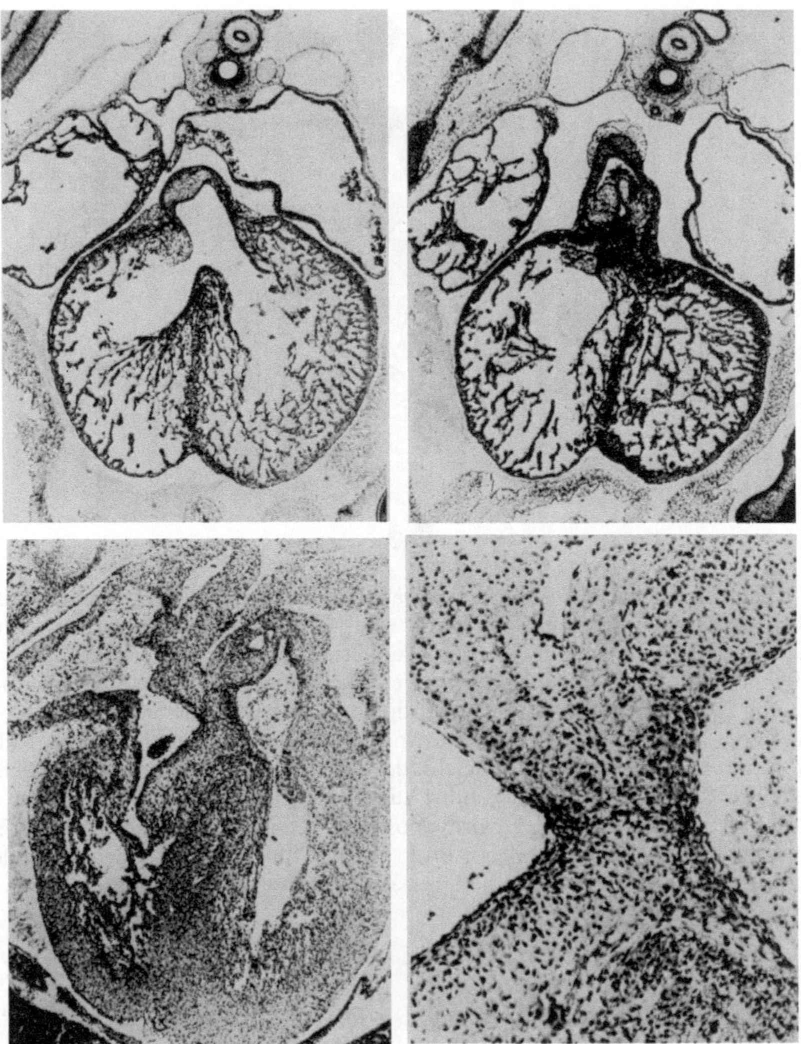

Abb. 22. Synopsis der wesentlichen Einzelschritte der komplexen Ereignisabfolge der *vektoriellen Bulbusdrehung* nach dem Prinzip einer „entwicklungsgeschichtlichen" Reihung

qui, 1971), lassen sich je nach dem Arretierungsgrad der vektoriellen Bulbusdrehung folgende Einzelmißbildungen erklären:

Ausdruck des stärksten Arretierungsgrades der Bulbustrunkustorsion (das „*eine* Ende" der Reihe, gleichzeitig frühester Terminationspunkt und primitivste Form der Mißbildung nach Schwalbe) ist der Ursprung der beiden großen arteriellen Gefäßstämme aus dem sog. „rechten Ventrikel" (double outlet right ventricle, van Mierop und Wiglesworth, 1963a; Doerr, 1970).

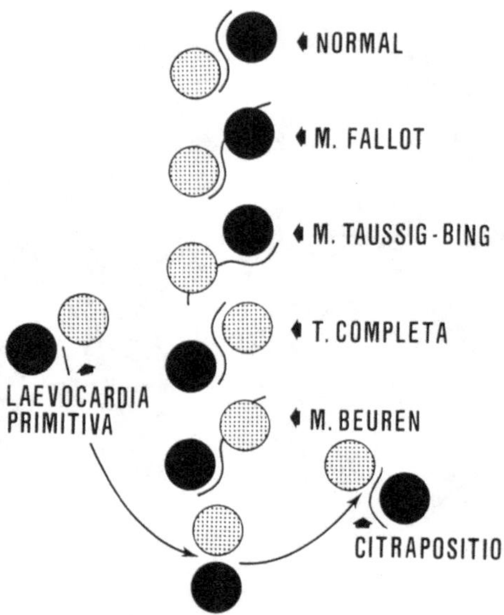

Abb. 23. Schema einer „*teratologischen Reihe*" der Heterotopien der großen Gefäße am arteriellen Herzende, formal bedingt durch eine Arretierung der vektoriellen Bulbusdrehung. Ansicht von oben auf die arteriellen Ostien. Schwarz= Aortenostium; punktiert= Pulmonalostium; S-förmige Linie= Ventrikelseptum. Links im Bilde das Initialstadium vor Beginn der vektoriellen Bulbusdrehung. Zwischen dieser Situation in Pfeilrichtung zu der Position unten in Bildmitte finden sich alle Übergangsformen im Rahmen der sog. primitiven Lävokardie ("double outlet right ventricle"). Eine anomale Schwenkung (Pfeilrichtung rechts im Bilde) führt zur Citrapositio= korrigierte Transposition. Zwischen Morbus Fallot und der Normalposition (oben in Bildmitte) wäre der Eisenmenger-Komplex einzuordnen. (Herrn Prof. Dr. B. Chuaqui J., Santiago de Chile gilt unser besonderer Dank für die Überlassung des schematischen Entwurfes)

Die mildeste Form des Arrestes der Drehung (das „*andere* Ende" der Reihe, gleichzeitig die Abweichung geringsten Grades vom Normalen nach Schwalbe) wird durch die „reitende" Aorta beim Eisenmenger-Komplex dargestellt (Doerr, 1970). Dazwischen liegen entsprechend der teratogenetischen Terminationspunkte einer analogen entwicklungsgeschichtlichen Reihe (Schwalbe, 1906) die Übergangsformen, entsprechend dem Arretierungsgrad der vektoriellen Bulbusdrehung:

Beurensche Anomalie und

gekreuzte Transposition,

Taussig-Bing-Anomalie und

Fallotsche Tetrade.

Die einzelnen Glieder dieser morphologisch-teratologischen Reihe seien im folgenden entsprechend ihrer Terminationsperiode kurz charakterisiert:

Doppelausgang aus dem rechten Ventrikel (double outlet right ventricle).

Diese Mißbildung stellt den primitivsten Grad der „Reihe“ dar. Als Charakteristikum entspringen beide großen Arterien — meist in Transpositionsstellung als Zeichen der arretierten Bulbustrunkustorsion — aus dem rechten Ventrikel, oder besser aus dem bulbometampullären Segment als Ausdruck eines Arrestes der Linksverschiebung des Bulbus in toto und dessen fehlender Einbeziehung in die Proampulle (van Mierop und Wiglesworth, 1963a). Diese Auffassung stimmt mit den experimentell von Gessner und van Mierop (1970) erhobenen Befunden überein.

In diese Gruppe gehören auch weitere primitive Mißbildungen (Chuaqui und Bersch, 1973), wie z.B. Formen im Sinne des „single ventricle“ Levs (Lev *et al.*, 1969).

Außerdem darf in diesem Herzmißbildungskomplex der Verlauf der Crista supraventricularis — oft in einer fast parasagittalen Ebene —, auf deren Deformitäten Lev (1953) und Lev *et al.* (1966) aufmerksam gemacht haben, nicht unerwähnt bleiben. Diese Lage der Crista kann, wie es auch bei der Beurenschen Anomalie zu sein scheint, als Arretierung der Bulbusrücktorsion aufgefaßt werden.

Nennenswert ist hier weiterhin die häufig fehlende und nur in einigen Fällen (Neufeld *et al.*, 1961a und b, 1962) vorhandene fibröse Verbindung zwischen Mitral- und Aortenklappe. Diese *fibröse Diskontinuität* kommt bei Fällen vor, bei denen die Herzkammerscheidewand ohne Defektbildung ist (MacMahon und Lipa, 1964; Ainger, 1965; Davachi *et al.*, 1968; Oppenheimer-Dekker und Gittenberger de Groot, 1971). Die anomale Muskulatur die hier anstelle der Bindegewebsverbindung auftritt, darf als muskulärer Rest des Bulboauricularspornes angesehen werden (van Mierop und Wiglesworth, 1963a; Asami, 1969; Bersch, 1971; Goor and Edwards, 1972). Bei den primitiveren Mißbildungsformen dieser Klasse tritt der Sporn noch deutlicher hervor (Goerttler, 1958, 1963b; Bankl und Wimmer, 1971c). Bei Fällen mit verschlossenem Septum ventriculorum darf angenommen werden, daß der Muskelsporn mit dem Kammerscheidewandfirst verschmolzen ist.

Beurensche Anomalie und gekreuzte Transposition. Im XV. Entwicklungsstadium liegt das Ostium aortae rechts ventral, im XVI. Entwicklungsstadium rechts lateral, das Pulmonalostium jeweils in entgegengesetzter Position (Asami, 1969). Hieraus läßt sich ohne Schwierigkeit, je nachdem ob die Pulmonalis reitet oder nicht, einmal die gekreuzte Transposition, zum anderen die Beurensche Anomalie (Beuren, 1960) ableiten (Chuaqui und Bersch, 1972, 1973; Kreinsen und Bersch, 1973). Für das Leitphänomen „fehlende Umschlingung“ der großen Gefäße, das heißt „paralleles Aufsteigen mit einem gestreckten Septum“ darf, wie bereits von Doerr (1952, 1955) beschrieben, aus folgenden Gründen eine anomale Entwicklung der

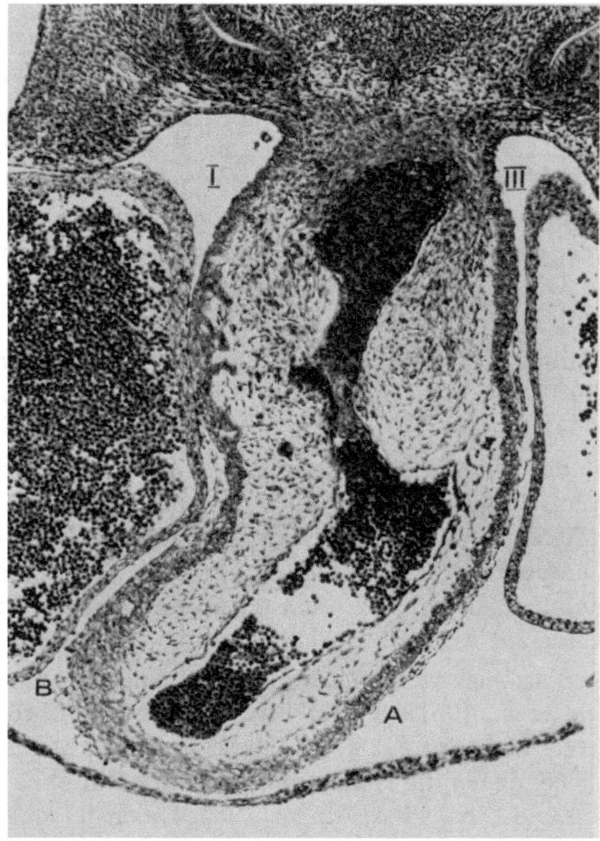

Abb. 24. Ausschnitt des Bulbus eines menschlichen embryonalen Herzens im XV. Entwicklungsstadium. Oben im Bilde die distalen, unten im Bilde die proximalen Bulbuswülste. Beiderseits, subendocardial gelegen, eine breite Zone eines retikulären Gewebes zwischen den Bulbuswülsten B und I (links im Bilde) sowie A und III (rechts im Bilde). Färbung: HE; Vergrößerung: etwa 75fach

Bulbusleisten A—II und B—I bei einem Arrest der Bulbustrunkustorsion angenommen werden:

Einmal sind im XV. Entwicklungsstadium entlang der Linien A—I und B—III noch *keine* kontinuierlichen Bulbusleisten ausgeprägt (Asami, 1969). Zum anderen läßt sich im gleichen Entwicklungsstadium neben kontinuierlichen Spiralleisten A—I und B—III eine breite Zone eines endocardialen Reticulum entlang der Linien A—III und B—I nachweisen (Abb. 24; Chuaqui und Bersch, 1973). Dies spricht dafür, daß sich die Bulbusleisten (A—I und B—III) erst *nach* einer Verminderung der Spiralisierung durch die Bulbustrunkustorsion zu einem Septum vereinigen können.

Taussig-Bing-Anomalie. Diese Anomalie (Taussig und Bing, 1949) ist gekennzeichnet durch die Lage des Ostium aortae rechts hinten und des

Ostium pulmonale links vorne (XVII. Entwicklungsstadium). Die Linksverschiebung des Bulbus ist noch nicht abgeschlossen! Es ist anzunehmen, daß sich normale Bulbusleisten A—I und B—III entwickeln (Doerr, 1955b), da zusammenhängende Leisten bereits im XVI. Entwicklungsstadium erkennbar sind (Chuaqui und Bersch, 1972, 1973).

Fallotsche Tetrade und Eisenmenger-Komplex (1897, 1898). Als ein Leitsymptom dieser Fehlbildung gilt die „reitende" Aorta. Daß dies so ist, läßt sich am embryonalen Herzen des XVIII. bis XIX. Entwicklungsstadiums zeigen (vgl. Abb. 16). Eine Arretierung der vektoriellen Bulbusdrehung in dieser Position führt zu den entsprechenden Fehlstellungen (Bersch und Chuaqui, 1972).

Je nach Lage und Neigung des sich entwickelnden Pulmonalostium wird dieses aus hämodynamischen Gründen voll entfaltet oder nicht (Doerr, 1970). Es kann aus diesem Grunde eine Pulmonalstenose entstehen (Doerr, 1970). Eine weitere Erklärungsmöglichkeit, ob eine Stenose entsteht oder nicht, bietet sich in Form einer *mangelhaften Conuserweiterung* an, da die entwicklungsgeschichtlich bedingte Erweiterung der Coni in diesen Entwicklungszeitraum fällt (XVII.—XX. Entwicklungsstadium, Asami, 1969).

Der Endpunkt der teratologischen Reihe (Schwalbe, 1906; Doerr, 1970) wäre somit erreicht. Es erhebt sich hier die interessante Frage, ob nicht im Sinne eines letzten Schrittes vor der „Normalsituation" der Reihe (Schwalbe, 1906) das sog. *Sigmoid-Septum* (Goor *et al.*, 1969) eine entwicklungsgeschichtliche Erklärung finden kann. Asami (1969) konnte vom XIX. bis zum XX. Entwicklungsstadium noch eine zusätzliche Linksverschiebung des Ostium aortae beobachten. Nimmt man eine Arretierung des Ostium aortae in der Position an, die dem XIX. Entwicklungsstadium entspricht bei typischem Verschluß des Foramen interventriculare, dürfte als Folge eine Verwerfung der Aortenwurzel nach rechts resultieren und damit bei verschlossener Kammerscheidewand das Bild des sog. Septum sigmoideum.

Störungen des Nahtlinienabschnittes zwischen Haupt- und Gegenleiste (Pernkopf und Wirtinger, 1933; Bersch, 1973) im XIX. und XX. Entwicklungsstadium im Sinne einer „überschießenden" (Doerr, 1959, 1970) oder auch „arretierten" (Köthe, 1966) vektoriellen Bulbusdrehung können sich als Crista saliens (Doerr, 1959) manifestieren (Abb. 25a und b). Siehe hierzu auch Doerr *et al.*, 1965; Novi, 1963; Cremer *et al.*, 1972.

Als Überleitung zu den Störungen der Ventrikelseptation seien hier noch Positionsanomalien der Aorta aufgeführt, die ebenfalls als Arrest der vektoriellen Bulbusdrehung interpretiert werden können und sich als Aneurysmata der Pars membranacea septi ventriculorum zeigen. Goerttler (1960, 1963b, 1969) fügt die Aussackung in eine teratologische Reihe mit der kompletten Dextropositio aortae, partieller Dextroposition und der Subaortenstenose mit Aneurysmabildung (s. auch Doerr *et al.*, 1965).

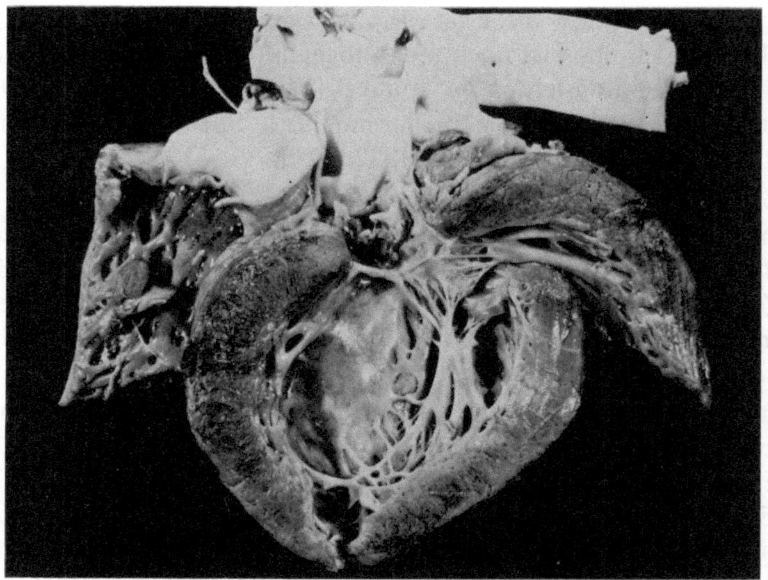

a

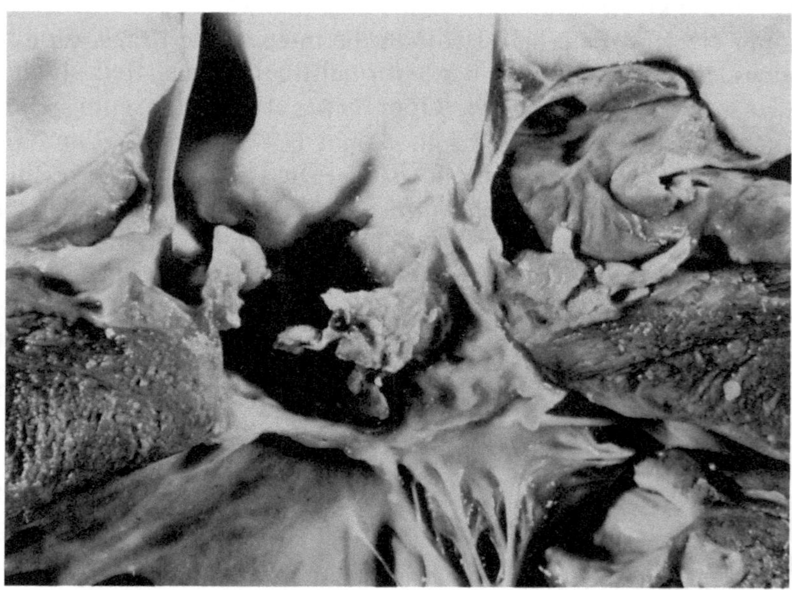

b

Abb. 25. (a) Blick in die Ausstrombahn der linken Herzkammer. Intravalvuläre Ringleistenstenose der Aorta (Crista saliens, Doerr, 1959) (SN: 441/72 Path. Inst. Univ. Heidelberg). (b) Crista saliens. Detailvergrößerung aus Abb. 25a. Direkt unter den zerstörten Taschenklappen der Aorta erkennt man die ringförmige Leiste, die auch auf die aortale Seite des vorderen Mitralsegels hinüberzugreifen beginnt (SN: 441/72 Path. Inst. Univ. Heidelberg)

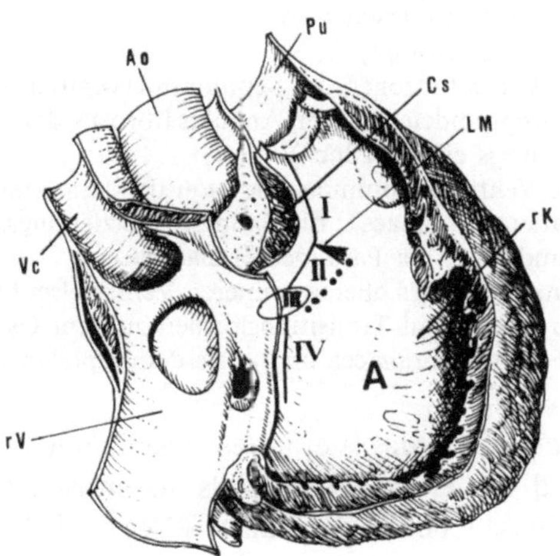

Abb. 26. Schematisierte Ansicht des Ventrikelseptum von rechts am fertigen Herzen zur Darstellung des auf embryologischer Grundlage konzipierten Einteilungsprinzips der Ventrikelseptumdefekte. *A*= primäres Ventrikelseptum; *I*= bulbäre Ventrikelseptumdefekte; *II*= bulboauriculäre Ventrikelseptumdefekte; *III*= Ventrikelseptumdefekte der Pars membranacea; *IV*= Ventrikelseptumdefekte des oberen und hinteren Ventrikelseptum mit inkonstanter Mitbeteiligung der Pars membranacea (III). *Ao*= Aorta; *Pu*= Pulmonalis; *LM*= Luschkascher Muskel; *Cs*= Crista supraventricularis (im Anschnitt); *rV*= Rechter Vorhof; *rK*= Rechte Kammer; *Vc*= Vena cava superior; .....= Gegend des Reizleitungssystemes

3. Störungen der Ventrikelseptation

Fehlbildungen dieser Herzregion manifestieren sich als Defekte unterschiedlicher Lage und Größe. Sie treten überwiegend kombiniert mit anderen Herzmißbildungen auf (Doerr, 1970). Zur Klassifizierung der Ventrikelseptumdefekte sind die bekanntesten Einteilungen das von Goerttler (1960) modifizierte und von Doerr (1967) überarbeitete, in seinem Kern auf Rokitansky (1875) und Spitzer (1923) zurückgehende Schema sowie die Einteilung von Becu *et al.* (1956).

Entwicklungsgeschichtlich lassen sich die Defekte verschiedenen Kammerscheidewandregionen und Terminationsperioden zuordnen, je nachdem ob es sich um Fehlbildungen des

Septum ventriculare (XIV.—XVII. Entwicklungsstadium),

Septum bulbi (XVII.—XIX. Entwicklungsstadium)

oder Foramen interventriculare (XVII.—XX. Entwicklungsstadium) handelt.

Ein Einteilungsprinzip der Ventrikelseptumdefekte auf entwicklungsgeschichtlich-morphologischer Basis wurde unabhängig von Goor u. Mitarb. (1970b) von Bersch (1971) vorgeschlagen (Abb. 26).

Hiernach sind Defekte zu unterscheiden:

A. des primären Ventrikelseptum,

B. der sekundären Verschlußzonen des Septum interventriculare:

I. Bulbäre Ventrikelseptumdefekte (vom Annulus fibrosus der Arteria pulmonalis bis zur Crista supraventricularis einschließlich).

II. Bulboauriculäre Ventrikelseptumdefekte (von der Hinterfläche der Crista supraventricularis bis zur Pars membranacea; oberhalb des Reizleitungssystemes).

III. Ventrikelseptumdefekte der Pars membranacea.

IV. Ventrikelseptumdefekte des oberen, hinteren Ventrikelseptums mit inkonstantem Befall der Pars membranacea und Transitionsformen zu dem Ostium atrioventriculare commune (hinter der Pars membranacea und unter dem septalen Segel der Mitralis und Tricuspidalis).

Unter Berücksichtigung des Verlaufes des linken Schenkels des Reizleitungssystemes und des Hisschen Bündels lassen sich Fälle mit mehreren Defekten (sog. „Swiss-Cheese"-Septum; Doerr, 1967) entwicklungsgeschichtlich unterschiedlicher Septumabschnitte eindeutig klassifizieren (Kreinsen und Bersch, 1972).

4. Störungen der Trunkusseptation

Isolierte Fehlbildungen dieses Gegenstromseptum fallen in das XV. bis XVIII. Entwicklungsstadium und manifestieren sich als Defekte unterschiedlicher Größe (Hudson, 1965). Zur formalen Genese siehe Heilmann (1971). Zur Besprechung des Problemes der Mißbildungsgruppe der Stenosen im Bereiche des arteriellen Herzendes könnte eine Trennung auf entwicklungsgeschichtlicher Basis in 2 Gruppen, nämlich in Störungen der Konuserweiterung (XVII.—XX. Entwicklungsstadium) und komplexe Störungen der Bulbus-Trunkusseptation (XV.—XIX. Entwicklungsstadium) die Darstellung erleichtern. Betrachtet man jedoch die relativ große Entwicklungsspanne *beider* Gruppen, so ist es klar, daß Mischformen der Mißbildungen vorkommen müssen, die auch mit Störungen der vektoriellen Bulbusdrehung (XV.—XIX. Entwicklungsstadium) und der Kammerseptation kombiniert sein können.

Der ersten Gruppe ließen sich, etwas gezwungen und mehr einem morphologischen Bedürfnis entsprechend, Stenosen der Coni und ihrer zugehörigen Gebilde sowie Hypoplasien der fertigen Herzkammern (siehe darüber Bredt, 1936; Doerr, 1955a und b; Goerttler, 1969; zu Stenosen der Aorta siehe Doerr *et al.*, 1965; Goerttler, 1960, 1969), der zweiten Gruppe Pseudotrunkusformen zuordnen.

Es zeigt sich nun auch hier beispielhaft im Sinne der ungeheuren Materialbewältigung der Vorteil, eine teratologisch-morphologische Reihe aufzustellen, wofür Doerr (1943) die Voraussetzung schuf, indem er den Begriff des Pseudotruncus arteriosus konzipierte (Doerr, 1950, 1952b, 1970). Es zeichnen sich hier die formal morphogenetischen Zusammenhänge zwischen arteriellen Stenosen und den sog. Trunci arteriosi als phänomenologisch einheitliches, nach ihrer entwicklungsgeschichtlichen Herkunft aber unterschiedliches Geschehen klar ab (Doerr, 1970; vgl. Abb. 1). Ausgehend von der Normalform gelangt man so in der einen Richtung über die Pulmonalstenose und Pulmonalatresie zur 1. Hauptform des Truncus arteriosus communis persistens, in der anderen Richtung über die Aortenstenose und Aortenatresie zur 2. Hauptform des Truncus arteriosus communis persistens (Doerr, 1952b, 1970). Diese Reihe muß wie jede teratologische Reihe als Orientierungsschema mit einzelnen Repräsentanten angesehen werden! Natürlich gibt es zahlreiche Übergangs- und Zwischenformen (Klassifizierung siehe Goerttler, 1969). Die beiden Endpunkte der Reihe in Form der beiden „echten" Trunci arteriosi communes persistentes beinhalten, wie bereits einleitend betont wurde, *nicht* die Aussage, daß dieses Stadium der jeweilige Höhepunkt der arteriellen Stenoseform sei (Doerr, 1970). Die Bredtsche These (Bredt, 1936) einer durchlaufenden antimeralen Dysgenesie zur Klärung der Stenoseformen kann in ihrer ursprünglichen Form nicht aufrechterhalten werden (Doerr, 1955a, 1970; Goerttler, 1969).

IV. Stellungnahme zu neueren Theorien der formalen Morphogenese der arteriellen Transposition

1. Die Theorie von Grant (1962)

Die Auffassung von Grant (1962a) zur Genese der Transposition hat kein Vorbild in den bisher geläufigen Vorstellungen. Ihm gelang der Nachweis der Bulbusschrumpfung und der Ausbildung des bindegewebigen Herzskelettes. Grants an menschlichen Embryonen erhobene Befunde führen, um die definitive Lage der großen arteriellen Gefäße am normalen Herzen und die Beziehung des Aortenostium zur Mitralis zu erklären, zu zwei wesentlichen Erkenntnissen (Grant, 1962b):

1. Ein fibroplastisches Kontinuum befinde sich an der Konkavität der Herzschleife und

2. das Bindegewebe zeige eine geringere, das Myokard eine größere Wachstumsaktivität.

Er führt die Entstehung des Septum trunci sowie der per se getrennten, jedoch bindegewebig verbundenen Ostien am arteriellen und venösen Herzende auf ein Vorwachsen des Bindegewebskontinuum von vorne in das Bulbustrunkusgebiet und von hinten in die Ohrkanalregion zurück. Normalerweise befinde sich der Hauptanteil der Bindegewebsmasse zwischen prospektivem Aorten- und Mitralostium. Die fibroplastische Wachstumsaktivität sei *nach* Ausbildung der Ostien abgeschlossen, das myokardiale Wachstum hingegen schreite weiter fort (Abb. 27). Dieser Vorgang führe einerseits zu einer bindegewebigen Fixierung der Aorta an die Mitralis,

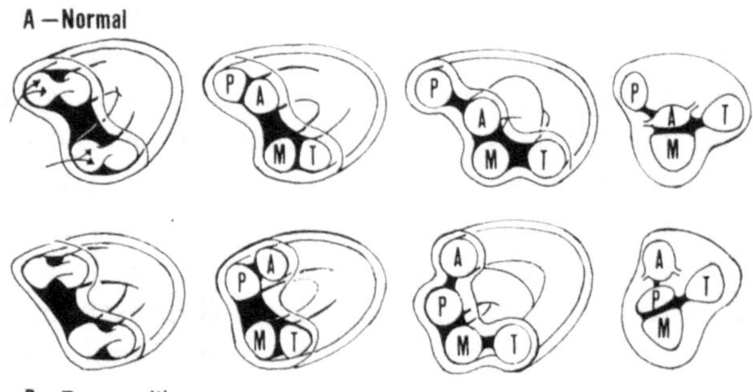

Abb. 27. Schematisch dargestellte Entwicklung des Herzskelettes und der dadurch bedingten Positionen der Herzostien gemäß der Auffassung von Grant. Ansicht von oben (arterielle Gefäßstämme und Vorhöfe nicht dargestellt). In der oberen Reihe (A-Normal) die normale Entwicklung, in der unteren Reihe (B-Transposition) die Entstehung der Transposition. Jeweils links im Bilde die Anfangs-, rechts im Bilde die Endstadien. Abgewandelt nach Grant, 1962

andererseits zu einer Verdrängung der Pulmonalis von den Atrioventrikularostien. Die anomale Verlagerung des fibroplastischen Kontinuum nach links und damit mit seinem Hauptanteil zwischen prospektivem Pulmonal- und Mitralostium zusammen mit einer atypischen Bulbusschrumpfung habe eine arterielle Transposition zur Folge (Abb. 27).

Das morphologische Leitsymptom der Transposition stellt folglich nach Grant die fehlende fibröse Kontinuität zwischen Aorten- und Mitralostium dar. Eine Störung der Bulbus-Trunkustorsion und Septation liegt nicht vor.

Grants Konzeption läßt sich aus folgenden Gründen in dieser Form *nicht* aufrechterhalten und bedarf der Einschränkung.

In den kritischen Entwicklungsstadien (kritische Phase) der Herzentwicklung ist zwischen Bulbuswülsten und Endokardkissen *kein* Bindegewebskontinuum nachweisbar (Asami, 1969). Zwischen den bindegewebigen Bulbuswülsten und dem Endokardkissen erstreckt sich vielmehr der muskuläre Bulboaurikularsporn (Bersch, 1971). Anstelle des von Grant geforderten Bindegewebes im Ohrkanalbereich findet sich in dieser Zeitspanne hier im gesamten Umfang die noch kontinuierliche Übergangsmuskulatur zwischen Vorhöfen und Kammern (Chuaqui, 1973).

Grant fordert eine größere Wachstumsaktivität des Myokard gegenüber dem Bindegewebe. Dies findet eine gute Übereinstimmung mit den von Goerttler (1956b) und Grohmann (1961) experimentell erhobenen Befunden einer höheren Wachstumsaktivität des Myokardes gegenüber dem Endokard. Hieraus läßt sich folgern, daß dem wachstumsaktiveren Myokard die größere Formkraft innewohnt und nicht, wie Grant glaubt, dem trägeren plastischen embryonalen Bindegewebe. Als Beweis dürfen Untersuchungen dienen, die zeigen, daß durch experimentelle Schädigung der wachstumsaktiven Bezirke Herzmißbildungen hervorgerufen werden können (Schellong, 1954; Fox und Goss, 1956; Goerttler, 1958; Wegener, 1961).

Nach Grant (1962a) dreht sich nur das Pulmonalostium um das Aortenostium als Fixpunkt, wobei die Bewegung des Aortenostium nur eine scheinbare ist. Daß dieses nicht so ist, zeigen die Untersuchungen Asamis (1969), der die Wanderung des aortalen Ostium im Verlaufe der Bulbusdrehung von rechts ventral nach links dorsal lupenpräparatorisch verfolgen konnte.

Als Leitsymptom und pathogenetisches Prinzip zur Interpretation der Transpositionsformen nimmt Grant, wie wir gesehen haben, eine Verlagerung des fibroplastischen Kontinuum, das heißt des späteren Herzskelettes an. Diese Verlagerung, die als solche beispielsweise durch Einwirkung peristatischer Faktoren kaum zu erklären ist, läßt eine kontinuierliche Zuordnung der zahlreichen Übergangsmißbildungen nicht zu, sondern bietet nur *eine* Alternative, nämlich die vorhandene oder fehlende fibröse mitroaortale Kontinuität. Herzmißbildungen (z.B. double outlet right ventricle), die *trotz* fehlender mitroaortaler Kontinuität *verschiedene* arterielle Ostienpositionen zeigen, bleiben ungeklärt! Eine Koordinierung dieses Symptomes (fibröse mitroaortale Kontinuität) mit der unterschiedlichen Lage der großen arteriellen Gefäße und die Entwicklung einer zusammenhängenden Terminologie — wie sie auf Grund der vektoriellen Bulbusdrehung im Sinne einer teratologischen Reihe mit Doerr möglich ist — ist für Grant schlechthin unmöglich und ist auch Autoren, die dem Kriterium der fibrösen Kontinuität gefolgt sind, nicht gelungen! (vgl. hierzu van Praagh und van Praagh, 1967 mit van Praagh, 1971 und mit van Praagh *et al.*, 1971).

2. Die Konzeption von van Praagh und van Praagh (1966)

Der Konzeption van Praaghs zur formalen Genese der Transpositionen liegt die Konuswachstumshypothese (van Praagh und van Praagh, 1966, 1967; van Praagh *et al.*, 1967, 1971) zugrunde. Diese läßt eine enge Beziehung zu der *Bulbusresorptionstheorie* Keiths (1909) erkennen. Keith geht von einer symmetrischen, in der Sagittalebene gelegenen Herzschleife aus. Aus der Rückbildung der rechten Bulbushälfte ergibt sich dann die Normalstellung, aus der Rückbildung der linken Bulbushälfte die Transpositionsstellung der großen arteriellen Gefäße (Abb. 28).

In Anlehnung an diese Theorie fordert van Praagh für die jeweilige Position der großen Gefäße die entsprechende Entwicklung der Konusmuskulatur (Konuswachstumshypothese):

Subpulmonaler Konus (Konusmuskulatur nur unter der Pulmonalis) = Normalstellung,

subaortaler Konus (Konusmuskulatur nur unter der Aorta) = Transpositionsstellung (Abb. 29).

Zwei weitere Entwicklungsvorgänge der Konusmuskulatur werden zusätzlich unterschieden:

fehlender Konus (das heißt *keine* Muskulatur) und

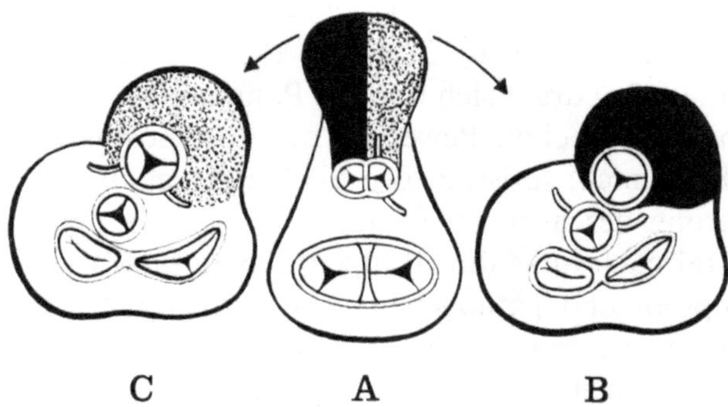

Abb. 28. Schematische Darstellung der Entwicklung der normalen bzw. transponierten Lage der arteriellen Ostien gemäß der Auffassung von Keith. Ansicht von oben (arterielle Gefäßstämme und Vorhöfe nicht eingetragen). *A*= Primitivstadium; *B*= normale Entwicklung nach Rückbildung der rechten Bulbushälfte (im Bilde punktiert); *C*= arterielle Transposition durch Rückbildung der gegenseitigen Bulbushälfte (im Bild schwarz). Abgewandelt nach Keith, 1909

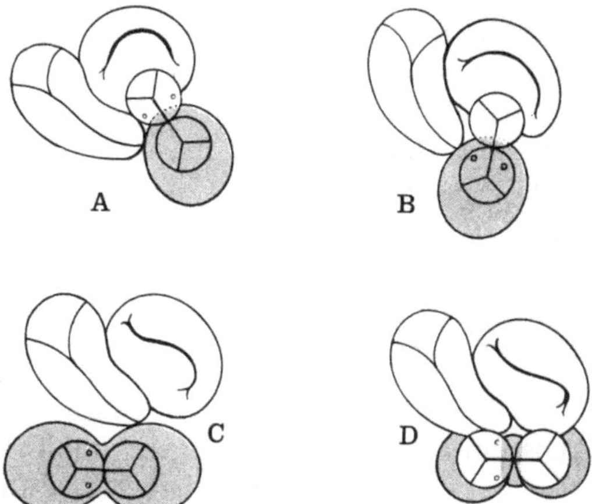

Abb. 29. Schema zur Entwicklung der Konusmuskulatur (Konuswachstumshypothese) nach der Theorie von van Praagh. *A*= Normalfall; *B*= subaortaler Konus bei der Transposition; *C*= anomaler bilateraler Konus; *D*= bilateral mangelhaft entwickelter Konus. Verändert nach van Praagh und van Praagh, 1967

bilateraler Konus (das heißt Konusmuskulatur unter beiden arteriellen Gefäßstämmen) (Abb. 29).

Eine klare Vorstellung zu der Entwicklung der Konusmuskulatur wird außer der fehlenden embryologisch-histologischen Dokumentation einer Ausgangsmuskulatur zusätzlich durch die von der klassischen Konzeption (Pernkopf und Wirtinger, 1933; Grant *et al.*, 1961, 1962; Asami, 1969) abweichende Ansicht van Praaghs (van Praagh und van Praagh, 1966) über die Crista supraventricularis erschwert. Nach van Praagh sei die „eigentliche Crista" die Pars parietalis der Crista supraventricularis, die dem „distalen Konus", während die Pars septalis cristae dem „proximalen Konus" entspräche (van Praagh und van Praagh, 1966; van Praagh, 1971). Die Pars parietalis sei *keine* mit dem rechten Ventrikel untrennbar verbundene Struktur, nur die Pars septalis sei der rechten Herzkammer zugehörig. Bei Herzmißbildungen können folglich die Pars parietalis cristae unterhalb des Annulus aortae auftreten und somit zur linken Herzkammer gehören! Subaortale Muskulatur wird also als Crista supraventricularis oder als Teil der Crista bezeichnet (van Praagh, 1971; van Praagh *et al.*, 1971), die sich von der banalen subaortalen Muskulatur nicht differenzieren läßt und über einem Ventrikelseptumdefekt liegt. Offensichtlich handelt es sich jedoch bei dieser „verschobenen Crista supraventricularis" um Muskulatur der *Gegenleiste* (Pernkopf und Wirtinger, 1933), deren Entwicklungsreste, wie bereits anfangs dargelegt, zwischen dem Annulus aortae und dem Hisschen Bündel zu verfolgen und zu lokalisieren sind (Asami, 1969; Bersch und Chuaqui, 1972; Chuaqui und Bersch, 1972; Bersch, 1973).

Es sei jedoch besonders betont, daß die Auffassungen von Keith und van Praagh formal *keinen* Widerspruch zu der Doerrschen Konzeption bedeuten, sondern diese im Gegenteil teilweise ergänzen könnten!

Gerade die Bulbusrückbildung (Keith, 1909) kann eine Drehung der arteriellen Gefäßstämme bewirken, die als Bulbustrunkustorsion aufgefaßt werden kann. Nach dem Schema von Keith würde eben diese Drehung bei der Transposition in entgegengesetzter Richtung ablaufen.

Von van Praagh selbst wurde darauf hingewiesen, daß die großen arteriellen Gefäße am embryonalen Herzen normalerweise in „Transpositionsstellung" stünden!

Der *Grund*, also die *kausale* Voraussetzung für eine Drehung der Gefäße, entweder zur normalen oder zur pathologischen Position hin, sei in dem jeweiligen Konuswachstum zu suchen!

Diese Theorien (Keith, 1909; van Praagh und van Praagh, 1966) und auch die Auffassung von Grant (1962) unterscheiden sich durch den Versuch einer *primär kausalen* Erklärung der Formwandlungen des arteriellen Herzendes im Sinne der Biotechnik von der *primär* rein *formalen* Konzeption Doerrs und sind ihr letztlich unterlegen, da sie keinen Spielraum für eine teratologische Reihe offen lassen.

Der primär kausalen Erklärung der Autoren liegen in Übereinstimmung mit Doerr Wachstumsdifferenzen des Myokardes zugrunde, wobei dies bereits 1955 von Doerr als Ursache für den Ablauf der vektoriellen Bulbusdrehung gefordert wurde.

Unterschiedliche Wachstumsaktivitäten des embryonalen Myokardmantels konnten experimentell bestätigt werden (Goerttler, 1956b; Grohmann, 1961; Sissman, 1966; Stalsberg, 1969) und Herzmißbildungen, die Störungen der Formwandlung des arteriellen Herzendes im Verlaufe der vektoriellen Bulbusdrehung entsprechen, experimentell erzeugt werden (Wegener, 1961). Eine präzise Koordinierung dieser Wachstumsunterschiede durch Messung und Zählung von Zell- und Kerngrößen, durch Bestimmung der Zellvolumina, durch Gegenüberstellung der Mitoserate mit der Absterberate der Zellen, durch elektronenmikroskopische Darstellung von Vorgängen der Phagozytose, geordnet nach der Lokalisation im Bulbus, nach Endo- und Myokard, nach dem Geschehen im Fortgang der Zeit und in Abhängigkeit von den Vorgängen der hämodynamischen Wandbelastungen wurde am embryonalen Hühnchenherzen durch Pexieder (1971, 1972, 1973a und b) und Krstic und Pexieder (1972) erarbeitet. Die Ergebnisse Goerttlers (1956b) und Grohmanns (1961) fanden hierdurch eine Erweiterung und Bestätigung.

Ein vereinfachtes Modell der Bulbusbewegungen, die durch Wachstumsdifferenzen induziert werden können, stammt von Bremer (1942), und auch Robertson (1913/14) erklärt, allerdings nur *einige* Transpositionsformen in ähnlicher Weise.

Während diese Fakten die Konzeption Doerrs einer vektoriellen Bulbusdrehung bestätigen und die Untersuchungen von Goerttler (1954, 1955, 1956a und b) sowie von Asami (1969) als weitgehender Beweis gelten dürfen, muß die Konuswachstumshypothese, soweit der zur Verfügung stehenden Literatur zu entnehmen ist, eben als *kausale Hypothese* bestehen bleiben. Weder die Ausgangsmuskulatur, noch ihre intermediären Stadien werden im Verlaufe der Herzentwicklung anhand embryonaler Schnittserien dokumentiert. Es wird also nur vermutet, daß der prospektive Pulmonalkonus dorsal des prospektiven Aortenkonus liege und van Praagh selbst hält diese Annahme für ungewiß (van Praagh und van Praagh, 1966)!

3. Die Auffassung von Bankl (1971)

Die Vorstellung Bankls zur Morphologie und Morphogenese der Mißbildungen des arteriellen Herzendes (Bankl, 1971a und b, 1972a, b und c) stützt sich zwar auf ein großes Untersuchungsgut [339 Anomalien des arteriellen Herzendes (Bankl, 1970)], steht jedoch im Hinblick auf die von ihm entwickelte „formale" Pathogenese unter einem ungünstigen Stern, da keine eigenständige Vorstellung entwickelt wird. Bankls Auffassung zur formalen Pathogenese der Anomalien des arteriellen Herzendes liegen, mehr oder weniger detailliert, die Theorien Grants (1962) und van Praaghs (van Praagh und van Praagh, 1966) zugrunde, die die Vorstellungen zur formalen Genese der Transposition des anglo-amerikanischen Schrifttumes repräsentieren und, wie bereits dargelegt, eher geeignet sind, die Doerrsche Konzeption teilweise zu ergänzen, als zu widerlegen.

Diese Vorstellungen, die einer anderen Erkenntnisstufe angehören als die komplexe Doerrsche Konzeption, scheinen für die Autoren selbst keineswegs „ausgegoren" zu sein. Dies dokumentiert schon der Untertitel eines Beitrages von van Mierop (1971) zur Transpositionsfrage, der lautet: "Clarification or further confusion".

Auf einer solchen, vielleicht doch etwas unsicheren Grundlage, baut Bankl seine Arbeit und Ansicht auf, die stichhaltige Einwände gegen die Doerrsche Auffassung dokumentieren soll, bei genauerer Analyse jedoch sogar Widersprüche in sich erkennen läßt. Zudem stehen die Grundlagen der Banklschen Auffassung, wie wir gesehen haben, *nicht* im Widerspruch zu der von ihm zu kritisierenden Konzeption!

Dies gibt die Berechtigung zu einer kritischen Stellungnahme. Es soll folgendermaßen vorgegangen werden:

1. Allgemeine Bemerkungen zur Arbeit von Bankl und seiner Ansicht.
2. Zusammenfassung der wesentlichen Einwände Bankls zur Doerrschen Konzeption mit nachfolgender Besprechung. Dabei wird es sich von selbst erledigen, die erwähnten Widersprüchlichkeiten der Banklschen Arbeit aufzuzeigen.

1. *Allgemeine Bemerkungen zur Arbeit von Bankl und seiner Ansicht.*

Der Autor geht zur Definition der Herzfehlbildungen des arteriellen Herzendes von einer ausgezeichneten und großen Materialsammlung der *fertigen* Herzmißbildung aus, indem er den morphologischen Bauplan des fertigen „normalen" Herzens zugrunde legt. Das Vorgehen ist legitim (Schwalbe, 1906) und wurde schon früher von hervorragenden Forschern, die sich mit der allgemeinen Morphologie von Fehlbildungen beschäftigten, vorbildlich angewandt, allerdings mit wechselndem Erfolg. Die große Gefahr eines Mißerfolges besteht in der Verwechslung des „Erkenntnisgrundes" mit dem „Realgrund", das heißt der Verwechslung zwischen „*Wirkung*" und „*Ursache*" (Doerr, 1952b, 1970).

Im Idealfall gipfelt diese sorgfältige vergleichend morphologische Analyse und damit verbunden der Versuch einer retrospektiven Erklärung des Entstehungsmodus in der Erkenntnis eines *einheitlichen formal-teratogenetischen Prinzips*. Dieses ermöglicht es dann, eine teratologisch-morphologische Reihe (Schwalbe, 1906, 1907) aufzustellen.

Unter diesem Aspekt darf man sagen, daß der zweifellos gut angelegte Versuch Bankls im Ansatz stecken geblieben ist. Anstelle einer umfassenden Übersicht und damit gleichsam eines Aufschwunges auf eine höhere Ebene der Betrachtungsweise, bleibt er auf der Ebene einer Klassifizierung von Prototypen der Herzfehlbildungen stehen. Ob eine „Umordnung" und „Neubenennung" der mannigfaltigen Einzelformen und das „Herausbrechen von Gliedern" aus einer geglückten teratologischen Reihe unbedingt eine Vereinfachung der Nomenklatur (auch in klinischer Sicht) bedeutet, darf bezweifelt werden!

Um die verschiedenen Formen *einzuordnen*, dürfte sogar eine einfache Bezifferung der Prototypen ausreichend sein, klar ist jedoch, daß hiermit kein besseres Verständnis zum *Entstehungsmodus* der Mißbildung gewonnen werden kann. Das heißt mit anderen Worten, das „*Was*" allein klärt nicht unbedingt das „*Wie*".

Der Grund dafür, daß der Versuch des Autors als mißglückt angesehen werden darf, könnte einmal in dem Zugrundelegen der anglo-amerikanischen Theorien liegen, die, wie Bankl selbst schreibt (Bankl, 1971a, S. 118) embryologisch unbewiesen blieben. Auf kritische Äußerungen zu der Ansicht Bankls, die gleichermaßen auf die Theorien von Grant und van Praagh zutreffen, sei hier verzichtet, da beide Ansichten bereits ausführlich besprochen wurden. Ein weiterer Grund für Bankls Mißgeschick könnte, trotz formal richtiger Beschreibung, eine *Fehlinterpretation* der vektoriellen Bulbusdrehung Doerrs unter Verkennung des Prinzips einer teratologischen Reihe sein.

2. *Zusammenfassung der wesentlichen Einwände Bankls zur Doerrschen Konzeption.*

Faßt man die wesentlichen Einwände Bankls gegen die Konzeption Doerrs zusammen, lassen sich folgende Schwerpunkte erkennen:

1. Die physiologische Wanderung des arteriellen Herzendes nach dem Prinzip der vektoriellen Bulbusdrehung (Doerr, 1952a und b, 1955a und b, 1960, 1970) sei eine hypothetische Vorstellung und entbehre realer, in der embryonalen Entwicklung morphologisch nachgewiesener Fakten.

Zweifellos waren erste suchende Schritte auf dem Wege zur Erkenntnis des Prinzips der vektoriellen Bulbusdrehung hypothetischer Natur. Die Zeit steht jedoch nicht still! Zahlreiche reale und in der Embryonalentwicklung morphologisch bewiesene Fakten sind erarbeitet worden (Goerttler, 1955, 1956a und b, 1958; Barthel, 1960; Asami, 1969; Chuaqui und Bersch, 1972, 1973), die, wie die vorangegangene ausführliche Darstellung der vektoriellen Bulbusdrehung gezeigt haben mag, als befriedigende Grundlage und als Beweis für die Doerrsche Konzeption gelten. Bankl jedoch versucht, sich dieser Vorstellung weitgehend zu entziehen. Dies ist gänzlich unverständlich, zumal er selbst seine Aussagen auf die gleichen embryologischen Studien (Asami, 1969) stützt und somit, gleichsam ohne es zu merken, die vektorielle Bulbusdrehung beschreibt. So betrachtet, erscheint seine Forderung der Entwicklung und Expansion eines subpulmonalen Konus doch etwas gezwungen. Der Autor betrachtet hier — ähnlich wie Grant — die Aorta als *Fixpunkt*, um den sich die *Pulmonalis alleine* dreht. Dies nun steht im Widerspruch zu Asamis (1969) Beobachtungen, die von Bankl wenige Seiten zuvor ausführlich dargelegt werden. Der Vorgang selbst wird schematisch skizziert. Dies ist eine wertvolle, gleichsam heuristisch bewährte Arbeitsweise, wenn hierdurch eine beobachtete *Tatsache* zum besseren Verständnis des Sachverhaltes als bildliche Abstraktion dargestellt wird (Doerr, 1952b). Wenige Seiten zuvor jedoch lehnt Bankl selbst in seiner Arbeit schematische Skizzen angenommener Bewegungsabläufe kategorisch ab, da Schemata mit Torsionen nicht geeignet seien, die Topographie von Wachstumstendenzen aufzuzeigen und damit keine Einsicht in die Morphogenese liefern würden! Es offenbart sich hier, daß der Autor sich nicht nur widerspricht, sondern auch die Begriffe formal und kausal verwechselt.

2. Das Phänomen der „reitenden" Aorta könne *nicht* als Positionsanomalie im Rahmen der physiologischerweise ablaufenden vektoriellen Bulbusdrehung verstanden werden, da die Lage des Aortenostium normalerweise „dextroponiert" sei und auch bei Fehlbildungen, die das Symptom „einer reitenden Aorta" aufwiesen, die Aortenposition im Herzskelett typisch sei (fibröse Mitral-Aortenkontinuität). Der Eindruck eines „Reitens" der Aorta entstünde vielmehr durch einen *raumbeanspruchenden* Ventrikelseptumdefekt, der einmal die Crista supraventricularis verdränge und zum anderen zu einer mangelnden muskulären Abstützung des Aortenringes führe, bedingt durch die fehlende Konusmuskulatur (Bankl, 1971a und b, 1972a und b). Hieraus lasse sich schließen und *beweisen*, daß der Eisen-

menger-Komplex und die Fallotsche Tetrade *nicht* in die von Doerr erkannte teratologische Reihe gehörten, sondern der Mißbildungsgruppe der Ventrikelseptumdefekte zuzuordnen seien.

Zunächst muß betont werden, daß die von Bankl beobachtete „Normalposition" der Aorta (dextroponiert, also quasi „reitend" und „fibröse mitroaortale Kontinuität") keineswegs dem Prinzip der vektoriellen Bulbusdrehung widerspricht. Es darf jedoch der daraus abgeleitete Schluß, der Eisenmenger-Komplex und die Fallotsche Tetrade seien *keine* Folge einer Störung der vektoriellen Bulbusdrehung und somit *nicht* Glieder einer teratologischen Reihe, sondern bestimmte Formen von Ventrikelseptumdefekten, nicht unwidersprochen bleiben! Diese Folgerung ist letztlich kaum nachvollziehbar, da sie einen einfachen Defekt, also ein „*Nichts*" für ganz wesentliche umgestaltende Vorgänge verantwortlich macht.

So schreibt Bankl (1971a, S. 27) wörtlich: „Die muskuläre Architektonik im Ausströmungsteil des rechten Ventrikels wie auch *die Position der arteriellen Ostien an der Kammerbasis* erfährt nun durch solche Defektbildungen bedeutsame Veränderungen. Der Muskelwulst der Crista supraventricularis, der unter normalen Verhältnissen in seinem von der Infundibularraphe anfänglich nach rechts dorsal gerichteten Verlauf die Circumferenz des Tricuspidalringes eben erreicht, erscheint nach vorne *abgedrängt*. Dies erfolgt durch den posterior-inferior der Crista supraventricularis und anterior-superior des Tricuspidalringes gelegenen, also zwischen diesen Strukturen interponierten, *raumbeanspruchenden Defekt*. Der Winkel zwischen der Ebene des Ventrikelseptums und der Crista supraventricularis (normalerweise etwa 60° nach dorsal offen) vergrößert sich entsprechend der Größe des Defektes. Die Erweiterung dieses Winkels und die damit verbundene Verkürzung und Verschmälerung der Crista supraventricularis entziehen aber dem *Aortenostium* sein rechtstangentiales *muskuläres Widerlager* und schaffen die Möglichkeit einer breiten direkten Kommunikation zwischen rechtem Ventrikel und Vestibulum aortae. Zwangsläufig führen entsprechend solche großen Defekte zu einem „Überreiten" der Aorta, wobei fließende Übergänge bestehen".

Der kritische Leser fragt sich hier, wieso die Position *der* arteriellen Ostien an der Kammerbasis durch eine solche Defektbildung bedeutsame Veränderungen erfahren, denn gerade das Aortenostium soll doch nach Bankls Auffassung in „*normaler*" Position bleiben. Schwer zu verstehen ist auch, wie durch einen raumbeanspruchenden Defekt (also durch ein „Nullum") eine muskuläre Struktur abgedrängt oder aber verschmälert werden kann. Zu dem Phänomen des „Überreitens" der Aorta, bedingt durch den Entzug ihres muskulären Widerlagers, siehe Chuaqui (1971) und Bankl (1972b).

Derartige Argumente lassen sich über zahlreiche Seiten des Werkes immer wieder finden und sind, ohne auf die Mißbildungen, die danach nicht mehr in eine teratologische Reihe zu stellen sind, jetzt gleich einzugehen, prinzipiell rein embryologisch-morphologisch abzulehnen. Wie bereits ausführlich beschrieben, erfolgt der Verschluß der Herzkammerscheidewand und damit der des Foramen interventriculare als einer der letzten

Schritte in der Herzentwicklung, sicher aber nach, oder nahezu gleichzeitig mit dem Abschluß der vektoriellen Bulbusdrehung. So gesehen ist es praktisch unvorstellbar, daß eine Defektbildung in dieser Entwicklungsperiode eine Verschmälerung mit dem scheinbaren Bilde einer Verlagerung (gerade noch denkbar) oder sogar eine *aktive* Verdrängung einer bereits entwickelten Struktur bewirken soll. Auf Grund der beschriebenen Ansicht Bankls fällt es schwer, sich von der Vorstellung freizumachen, daß der Autor glaubt, eine Defektbildung könne *aktive Vorgänge* induzieren, und nicht, wie später zu lesen ist, eine Hemmung meint. Bei der Besprechung der Herzfehlbildungen sei hinsichtlich der Ventrikelseptumdefekte auf die oben ausführlich besprochenen Klassifikationsprinzipien von Goor u. Mitarb. (1970b), Bersch (1971, 1973) und Kreinsen und Bersch (1972) verwiesen. Es wurde bereits aufgezeigt, daß bei der Fallotschen Tetrade der anomale Zusammenhang zwischen dem Annulus der Aorta und den beiden Herzkammern (Reiten der Aorta) nicht einfach durch eine fehlende muskuläre Abstützung des Annulus, bedingt durch einen Defekt des Septum und damit der Konusmuskulatur, erklärbar ist, sondern daß solche Anomalien auf eine *primäre Heterotopie* des Gefäßes im Sinne einer arretierten vektoriellen Bulbusdrehung zurückzuführen sind (Chuaqui, 1971). Bei dem Eisenmenger-Komplex (Bankl, 1971a, b und d), bei dem eine distinkte Abgrenzung zu den Transpositionen schon immer schwierig war, wie aus einer großen Fallzusammenstellung deutlich wird (Selzer und Laqueur, 1951), unterstellt Bankl (1971a, S. 31), obwohl er gerade den Komplex *nicht* in eine Reihe stellt, daß Doerr (1955) durch die reitende Aorta die *Eigenständigkeit* dieses Komplexes hervorgehoben habe. Dies ist erstaunlich, da Doerr bereits 1952b eine teratologische Reihe fordert und als erstes Glied den Eisenmenger-Komplex nennt und Bankl diese Arbeit Doerrs (Doerr, 1952) in seinem Literaturverzeichnis aufführt (Bankl, 1971a).

Zu dem anomalen Muskelzusammenhang des Annulus aortae mit dem rechten Ventrikel, respektive der fehlenden muskulären Abstützung des Aortenringes (Bankl, 1971) bei dem Eisenmenger-Komplex haben Bersch und Chuaqui (1972) bereits Stellung genommen. Auf solche architektonische Anomalien des rechten Ventrikels bei diesen Mißbildungen hat auch Lev (1953) hingewiesen. Gleichfalls haben selbst van Praagh *et al.* (1970) und Goor *et al.* (1971) darauf aufmerksam gemacht, daß nicht jedes Überreiten der Aorta durch einen Defekt des Septum ventriculorum erklärbar ist und das Ostium aortae bei der Fallotschen Tetrade oft im Gegenuhrzeigersinn (von kranial her gesehen) gedreht sein kann. Diese mangelhafte Drehung nun stimmt genau mit der Doerrschen Konzeption überein (Chuaqui und Bersch, 1973).

Gleichfalls weisen Goor, Lillehei und Edwards (1971), ohne die Arbeiten Doerrs zu kennen, zumindest zitieren sie sie nicht, darauf hin, daß die „Dextroposition" der Aorta und *nicht* der Ventrikelseptumdefekt als Bindeglied zwischen dem Eisenmenger-Komplex und der Fallotschen Tetrade anzusehen sei und außerdem Beziehungen zwischen aortalen Dextropositionen und der „Familie" der Transpositionen bestünden. Dies zeigt, daß sich diese Autoren auf dem Erkenntnisweg zu einer teratologischen Reihe befinden, wenngleich sie diese noch nicht klar formulieren.

Ein letztes Wort zu der von Bankl so hervorgehobenen fibrösen mitroaortalen Kontinuität: Ob diese Kontinuität vorhanden ist oder nicht, dürfte mit der Rückbildung des Bulboauricularspornes einhergehen (Bersch, 1971; Goor *et al.*, 1970a und b). Diese wiederum ist, wie wir gesehen haben, von der Bulbusdrehung abhängig, was auch Bankl (1971a und c, 1972c) klar erkannt hat (double outlet right ventricle und verwandte Primitivmißbildungen). Bei der Fallotschen Tetrade und dem Eisenmenger-Komplex ist jedoch der Arrest der vektoriellen Bulbusdrehung am wenigsten stark ausgeprägt, das heißt die Bulbusdrehung weitgehend fortgeschritten, folglich kann die Rückbildung des Bulboauricularspornes zu Bindegewebe erfolgen und die fibröse Kontinuität zwischen Aorta und Mitralis ist gegeben.

3. *Die Bedeutung des Blutstromes als Gestaltungsfaktor* (Beneke, 1920, 1928; Bremer, 1928, 1931/32; Romhanyi, 1952; Goerttler, 1955, 1956a, 1958) sei einzuschränken.

Auf Grund der Untersuchungen von Bremer (1931/32) sowie von Rychter und Lemez (1957, 1958) könne die Goerttlersche Forderung (Goerttler, 1955), daß der Blutstrom als Gestaltungsfaktor der Septenbildung übergeordnet sei und Scheidewände abhängige Einrichtungen seien, nicht voll bestätigt werden! Blutstromführung und septale Leistenbildung seien beide von der Form abhängig, jedoch nicht kausal miteinander verknüpft (Bankl, 1971a, S. 84).

Es ist richtig, wie Bankl (1971a) sagt, daß Blutstromführung und Scheidewandbildung von der Herzform letztlich abhängig sind. Nicht richtig ist jedoch, wie Bankl (1971a) glaubt, daß septale Leistenbildung und Blutstromführung *nicht* kausal miteinander verknüpft seien. Herzwandanlage, flüssiger Inhalt des embryonalen Herzens und normale Herzschleifenkrümmung stellen ein Ursachenknäuel dar (Doerr, 1970). Die Abhängigkeiten untereinander dürften folgendermaßen sein (Doerr, 1970): Ist der Aufbau des Myo-Epikardmantels ungestört, wird die Krümmung, also die Herzschleife, regelrecht sein. Ist diese in Ordnung, verlaufen die Stromfäden normal, dies bedingt eine Belastung definierter Stellen der inneren Herzoberfläche und eine Ausbildung der Septumleisten im Bereiche der seitendruckfreien Zonen (Goerttler, 1955; Doerr, 1970). Daß dies so ist, haben unabhängig voneinander und nahezu gleichzeitig die Untersuchungen von Goerttler (1954, 1955) und Romhanyi (1952) erwiesen. Die Scheidewände des Herzens sind also vom Blutstrom abhängige Bildungen!

Bremer (1931/32) beschränkte auf Grund *einer* Untersuchung bei *einem* Hühnerembryo die Bedeutung des Blutstromes als Gestaltungsfaktor der Herzsepten auf die Kammerseptation. Neuere Untersuchungen stimmen jedoch mit dem Einzelbefund Bremers (1931/32) *nicht* überein (Jaffee, 1962, 1963, 1965).

Rychter und Lemez (1957, 1958) haben sich mit der experimentellen Erzeugung von Herzmißbildungen beschäftigt und die Theorie aufgestellt, daß durch örtlich begrenzte Störungen sekundäre Veränderungen in der Entwicklung des cardiovasculären Systemes aus hämodynamischer Ursache hervorgerufen werden können (Rychter und Lemez, 1957). Im Schlußwort des ersten Vortrages (Rychter und Lemez, 1957) weist Rychter darauf hin, daß nach Ausschaltung einer Dottersackvene keine Veränderung an den Herzhälften, am Bulbus und an den Schlagadern erkennbar gewesen sei. Lemez geht auf diesen Befund ein, indem er in Anlehnung an Goerttler (1956b, 1958) sagt, daß Herzmißbildungen vor allem durch eine Schädigung der wachstumsintensiven und damit empfindlichen Teile des Myokardes (Grohmann, 1961; Wegener, 1961) entstünden (Chuaqui und Bersch, 1973). Über die weitere Bedeutung des Blutstromes als Gestaltungsfaktor der Herzentwicklung siehe auch Beneke (1920, 1928); Bremer (1931/32); Romhanyi (1952); Goerttler (1955, 1956a) und Barthel (1960).

Auf diese beiden Einzelbefunde, der eine (Bremer, 1931/32) widerlegt (Jaffee, 1962, 1963), der andere (Rychter und Lemez, 1957) nicht als harter Gegenbeweis für die Goerttlersche Auffassung zu verwerten (siehe Rychter und Lemez, 1958), stützt sich Bankl, um eine kausale Verknüpfung von Blutstromfaktor und Septenbildung abzulehnen. Hierbei stört es den Autor nicht, zu einem späteren Zeitpunkt bei seiner Vorstellung über die Entwicklung der Transposition „dem Blutstromfaktor mit nachfolgender Septierung als abhängiges Ereignis“ (Bankl, 1971a, S. 121) zur Erklärung der parallel aufsteigenden großen Gefäße entscheidende Bedeutung beizumessen. Der von ihm hier zuvor genannte Formwandel der Herzanlage im Bereiche der Herzkammerbasis darf in Übereinstimmung mit Doerr und Goerttler sicher als das primäre Störmoment angesehen werden.

4. Die Konuswachstumshypothese (van Praagh und van Praagh, 1966) sei eine einfachere und genauere Erklärung zur formalen Genese der arteriellen Transposition und der damit verwandten Herzmißbildungen als die Doerrsche Konzeption.

Den vorangegangenen Ausführungen zu der Theorie von van Praagh ist zu entnehmen, und es wurde dort bereits betont, daß die Konuswachstumshypothese formal das Doerrsche Prinzip der vektoriellen Bulbusdrehung eher ergänzen als widerlegen kann.

Gerade diese Theorie aber wird von Bankl dazu benutzt, um die Doerrsche Konzeption in einigen Punkten abzulehnen. Besonderen Wert legt der Autor hierbei in Übereinstimmung mit van Praagh auf die Ausbildung eines muskulären Konus, der je nachdem, unter welchem Ostium er „wächst“ (Pulmonalis oder Aorta) zur Normalstellung oder aber Transposition führt. Einzelheiten dieser Vorstellung, die der Konuswachstumshypothese van Praaghs völlig entspricht, sind der vorangegangenen Darstellung der Konzeption van Praaghs zu entnehmen.

Entscheidend ist hierbei die Tatsache, daß Bankl, ebenso wie van Praagh, *kausale* biotechnische Einzelfaktoren, die per se ohne weiteres vorstellbar sind und der Doerrschen rein formalen Konzeption keineswegs widersprechen, als *formales* Prinzip ansieht und mißversteht. Die Autoren verwechseln also Erkenntnisgrund und Realgrund, das heißt Wirkung und Ursache miteinander. Als *Wirkung* im Doerrschen Sinne zeigt sich rein formal der unterschiedliche Arrest der morphologisch-embryologisch bewiesenen vektoriellen Bulbusdrehung (und daraus resultieren die verschiedenen Erscheinungsformen = teratologische Reihe), als *Ursache* wurden von Doerr schon immer Störungen der Integrität des myoepikardialen Gewebes angenommen

(Doerr, 1952—1970). Obwohl hier nun ein „*Zuviel*" oder „*Zuwenig*" in „*typischer*" oder „*atypischer*" Position den Ausschlag gibt, ist rein *kausal* gesehen von extremer Wichtigkeit, jedoch keineswegs vollständig bewiesen. Auch darf das Differentialwachstum, da zum Teil erhebliche Widersprüche in den Untersuchungsergebnissen bestehen, keineswegs als einziger *kausal*-morphogenetischer Faktor angesehen werden. Kausal gesehen, sollte also mit einem „*Faktorenfeld*" gearbeitet werden. Dies gelingt vorzüglich, wie von Doerr bewiesen, von einem rein formalen Betrachtungsstandpunkt aus, wobei man sich jedoch vor einer Verwechslung von kausalen mit formalen Faktoren hüten muß. Wie sehr man sich in diesem Spannungskreis eines formalen und kausalen Faktorenfeldes verirren kann, zeigt die Auffassung Bankls, der zur Interpretation *einiger* Vorgänge der Cardiogenese und ihrer Störungen im wesentlichen den Kausalfaktor des Differentialwachstums herangezogen hat und ihn als Formalfaktor benutzt.

So deutet der Autor die arterielle gekreuzte Transposition formal und kausal zugleich als aktiven Formungsprozeß und lehnt die formale Deutung als Hemmungsmißbildung ab (siehe hierzu Doerr, 1955a, 1970). Diese Deutung und die daraus resultierende Ablehnung des Autors ist nach den bisherigen Feststellungen aus der Sicht Bankls logisch und gut verständlich. Unverständlich wird dann jedoch, wie Bankl (1971a, S. 78/79) bei seiner Beschreibung der Grundmechanismen der Herzformbildung das *formale* Prinzip der Mißbildungsentstehung im Sinne einer Hemmung oder Unterbrechung des normalen Strukturbildungsprozesses an bestimmten Stellen des Keimes anerkennen kann!

Dies zeigt beispielhaft die Gefahr eines Widerspruches in sich selbst und den stark hypothetischen Charakter derartiger Deutungsversuche. — Dieser Widerspruch läßt sich andererseits auflösen, wenn man ein Mißverständnis der Begriffe „Bildungshemmung" und „Hemmungsmißbildung" (Schwalbe, 1906) annimmt (Doerr, 1974). Nach Schwalbe (1906) liegt eine „Bildungshemmung" dann vor, wenn der gehemmte Teil den Zustand in der weiteren Entwicklung beibehält, den er zum Zeitpunkt der Hemmung — ganz gleich aus welchem Grunde — erreicht hatte. Den „Hemmungsmißbildungen" liegt zwar die Hemmung eines vorgeschalteten Entwicklungsvorganges zugrunde; dies beinhaltet aber — im Gegensatz zur Bildungshemmung — nicht die Annahme, daß Wachstum und Entwicklung des betreffenden Organes vollständig unterbleiben. Da folglich bei Hemmungsmißbildungen die Folgen einer früheren Hemmung — durch irgendein Störmoment — mit späteren weiter ablaufenden Entwicklungsvorgängen zusammenfallen, können, aber müssen nicht komplizierte Endbilder entstehen, da die Kompliziertheit oder Einfachheit des Endzustandes eng mit der Terminationsperiode korreliert ist (Schwalbe, 1906).

Am Beispiel der gekreuzten Transposition wäre — aus welchem Grunde auch immer — der Vorgang der initialen Hemmung „das Ausbleiben der

Ventildrehung". Alles weitere ist zeitlich nachgeordnet und besitzt eigentlich nur eine effektualisierende, wenn auch für die technische Verwirklichung des Endbildes „Transposition" wichtige Bedeutung (Doerr, 1974).

Nach dem bisher Gesagten wird unzweifelhaft deutlich, daß die von Bankl vertretene Konuswachstumshypothese (van Praagh und van Praagh, 1966) der Doerrschen Konzeption in keiner Weise vergleichbar ist, geschweige denn ihr gegenübergestellt werden kann. Insofern wird eine Erörterung, welche der beiden Auffassungen zur Erklärung der *formalen* Genese der arteriellen Transposition präziser und genauer sei, gegenstandslos, da nur die eine Konzeption auf rein formalen Fakten basiert und hinsichtlich der einleitenden Bemerkungen die klassischen Forderungen einer allgemeinen morphologischen Methode erfüllt.

V. Allgemeine Bemerkungen zum Begriff und Kriterium der arteriellen Transposition

Wie wir gesehen haben, bestehen bei der Terminologie der arteriellen Transposition und insbesondere hinsichtlich ihrer Genese voneinander abweichende Ansichten. Soll ein Beitrag zu diesem in der Lehre der Herzfehlbildungen zentralen Problem nicht den Vorwurf der Unvollständigkeit auf sich laden, muß mit wenigen Sätzen der Formenkreis der Inversion angesprochen werden.

Zunächst sei, wie schon einleitend gesagt, noch einmal betont, daß schon Doerr darauf hinwies, daß das Phänomen der Inversion formal *nicht* mit der arteriellen Transposition verknüpft sei. Im Formenkreis der arteriellen Transposition trifft man auf das Phänomen der Inversion in Gestalt der sog. *korrigierten* Transposition. Einen wichtigen Beitrag zur Kenntnis dieser Mißbildungsform und dadurch zur Vereinfachung der Nomenklatur stellt der Hinweis van Praaghs auf die Unmöglichkeit einer isolierten Vorhofsinversion (van Praagh und van Praagh, 1964) dar. Hierdurch lassen sich rein schematische Darstellungen, in denen jede theoretisch nur mögliche Kombination der Inversion einzelner Herzmetamere mit der arteriellen Transposition berücksichtigt werden (Cardell, 1956; Shaher, 1963, 1964, 1973), in hohem Maße vereinfachen (Chuaqui, 1969). Die damit verbundene Frage einer isolierten Bulbusinversion bedarf weiterer Untersuchungen (Chuaqui und Bersch, 1973). Ein zweiter wesentlicher Beitrag zum Inversionsproblem stammt gleichfalls von van Praagh (van Praagh und van Praagh, 1964). Es ist dies die Darstellung zweier Fälle einer isolierten Herzkammerinversion. (Übergangsfälle hierzu bei Lev und Rowlatt, 1961; isolierte Kammerinversion beim Situs inversus bei Espino-Vela *et al.*, 1970). Hiermit darf als bewiesen gelten, wie bereits von Doerr postuliert, daß die Herzkammerinversion ein eigenständiges Phänomen darstellt, das formal gesehen *nicht* mit der arteriellen Transposition verbunden ist. Es ist also in Übereinstimmung mit de la Cruz *et al.* (1967, 1971) unter der korrigierten Transposition eine Kammerinversion mit gekreuzter Transposition zu verstehen und *keine besondere* Form der arteriellen Transposition (Chuaqui, 1969; über die formale Genese der Kammerinversion siehe Lochte, 1898; Geipel, 1903; Lewis und Abott, 1915; Goerttler, 1958, 1963a; van Mierop und Wiglesworth, 1963b; Grant 1964; van Praagh und van Praagh, 1964; Dekker *et al.*, 1965; de la Cruz *et al.*, 1967/1971).

Welche Anomalie bei der fertigen Herzmißbildung als Kriterium, das heißt als wesentliches morphologisches Symptom der arteriellen Transposition anzusehen ist, ist von der jeweiligen Auffassung über die Genese der Transposition abhängig. Grant und van Praagh und damit auch Bankl haben die *mitro-aortale Diskontinuität* als Charakteristikum abgeleitet. Demnach werden als anatomisch korrigierte Transpositionen solche Fälle bezeichnet, bei denen als Zeichen der Transposition nur Muskelgewebe und kein Bindegewebe zwischen Mitralis und Aorta liegt (van Praagh und van Praagh, 1967). Inzwischen haben van Praagh *et al.* (1971) jedoch Fälle mit einer gekreuzten Transposition gefunden, bei denen eine fibröse mitroaortale Kontinuität über einem Ventrikelseptumdefekt vorhanden war. Aus der Konuswachstumshypothese wurde nun als neues Kriterium der falsche Ursprung der Arterien aus den Herzkammern hergeleitet. Nach diesen neuen Gesichtspunkten gelten die oben erwähnten Fälle (van Praagh und van Praagh, 1967) nicht mehr als Transpositionen. Da hierbei das Septum ventriculorum als Referenzpunkt angenommen wird, darf man auch bei denjenigen Fällen nicht von einer Transposition sprechen, bei denen kein Septum ausgebildet ist. Über die jetzt auszuschließenden Mißbildungsgruppen siehe van Praagh *et al.* (1971).

Die Konzeption, die als morpho-pathogenetisches Prinzip der arteriellen Transposition einen Arrest der Bulbustrunkustorsion verantwortlich macht, kennt als wesentliches Kennzeichen und somit als Leitsymptom die *Parallelstellung* der großen arteriellen Gefäße, das heißt die *fehlende Umschlingung*. Die Transposition kommt demnach oft, jedoch nicht unbedingt bei einem fehlenden Septum ventriculorum (Elliot *et al.*, 1963, 1964) und beim „double outlet right ventricle" (van Mierop und Wiglesworth, 1963b; Goor und Edwards, 1972) vor. Es zeigt sich also, daß dieses Leitsymptom, entsprechend der Konzeption, zur Diagnose einer gekreuzten arteriellen Transposition besser geeignet ist.

Es wird jedoch entsprechend der Natur der Phänomene immer schwierig sein und bleiben, in einem biologischen Kontinuum nach scharf voneinander getrennten Erscheinungsformen zu suchen.

Zusammenfassende Schlußbetrachtung

Nach einleitender historischer Übersicht werden gedankliche Grundlagen und Voraussetzungen im Sinne einer theoretischen Pathologie (Doerr, 1974) zu Problemen der allgemein-morphologischen Methodik [„Reihenbildung“ (Schwalbe, 1906) — Homologiebegriff] erörtert.

Die formale menschliche Cardiogenese wird anhand der einschlägigen Literatur und eigener Untersuchungen menschlicher embryonaler Herzschnittserien in der Frühphase (IX.—XIII. Entwicklungsstadium nach Streeter) und der kritischen Phase (XIII.—XX. Entwicklungsstadium nach Streeter) unter besonderer Berücksichtigung der vektoriellen Bulbusdrehung (Doerr, 1952a und b, 1955a und b, 1960, 1970) dargestellt.

Die wesentlichen Fehlbildungen des arteriellen Herzendes werden entsprechend den teratogenetischen Terminationsperioden unter besonderer Berücksichtigung des methodischen Prinzips einer morphologisch-teratologischen Reihe (Schwalbe, 1906, 1907) behandelt. In einer kritischen Stellungnahme werden neuere Theorien (Grant, 1962 und van Praagh und van Praagh, 1966) zur formalen Genese der arteriellen Transposition und damit verwandter Herzmißbildungen besprochen.

Die Auffassung von Bankl (1971, 1972) zur Genese der Mißbildungen des arteriellen Herzendes wird in vergleichend-embryologischer Betrachtungsweise unter besonderer Berücksichtigung der Doerrschen Konzeption diskutiert.

Folgende wesentliche Aussagen lassen sich machen:

1. Die vektorielle Bulbusdrehung zeigt sich als zutreffende formale Interpretationsform der wichtigsten Abläufe bei der Entwicklung des arteriellen Herzendes.

2. Die verschiedenen Transpositionsformen des arteriellen Herzendes lassen sich zwanglos nach dem formalpathogenetischen Prinzip einer Arretierung der vektoriellen Bulbusdrehung erklären und in eine teratologisch-morphologische Reihe einordnen.

3. Die Theorien von Grant (1962) und van Praagh (van Praagh und van Praagh, 1966) lassen sich als kausale Ergänzung der vektoriellen Bulbusdrehung verstehen, sind jedoch nicht ausreichend durch reale Fakten der menschlichen Cardiogenese gestützt. Sie sind nicht geeignet, eine teratologische Reihe der verschiedenen Mißbildungsformen des arteriellen Herzendes zu konzipieren.

4. Die Auffassung Bankls, die sich auf die Ansichten Grants und im wesentlichen van Praaghs stützt, beinhaltet eine Verkennung von kausalen mit formalen Faktoren. Sie ist als kausalgenetische Interpretationsform der rein formalen Konzeption Doerrs in keiner Weise vergleichbar. Die Kritik Bankls an der Doerrschen Auffassung trifft nicht den Kern unseres Anliegens; sie *ist* unberechtigt, aber sie *war* stimulierend; sie ist die eigentliche Ursache vorliegender Studie, und deshalb sind wir Bankl dankbar.

Nachwort

W. Bersch hatte sich jahrelang, vorwiegend gemeinsam mit meinem chilenischen Freunde und Schüler, Prof. Dr. Benedicto *Chuaqui J.* (Universidad

Catolica, Santiago de Chile), mit Fragen der Determination pathischer Gestalten am Ausströmungsteil des menschlichen Herzens beschäftigt. Es konnte nicht ausbleiben, daß eigene Auffassungen mit anderen konfrontiert wurden. Dabei hat sich eine eigenartige Verständigungsschwierigkeit bei der Erörterung der Ergebnisse der Untersuchungen von Hans BANKL (Wien) und Tomas PEXIEDER (Lausanne) ergeben. Von der Überzeugung durchdrungen, daß im Grunde ein *doppeltes Mißverstehen* vorliegt, *nämlich*

einmal bezüglich der eigentlichen Bedeutung der Aussagefähigkeit des durch Reihenbildung praktizierten Untersuchungsganges gleicher, verwandter, aber auch nur scheinbar gleicher Formen,

zum anderen bezüglich des Unterschiedes zwischen Ätiologie (auf der einen Seite), formaler und kausaler Morpho- aber auch Pathogenese (auf der anderen Seite),

habe ich am 2. Juli 1974 vor der *Österreichischen Gesellschaft für Pathologie* (in Wien) einen Vortrag über „*Homologiebegriff und teratologische Reihe, Werte und Wertigkeiten für die Klärung der Morphogenese angeborener Herzfehler*" gehalten. Nach Rückkehr aus Wien wurde dieses Manuskript in eine in Vorbereitung begriffene Abhandlung von W. BERSCH „Über die Entstehung der ‚reitenden' Gefäße des Herzens (Habilitationsschrift zur Erlangung der Venia legendi, Medizin. Fakultät d. Universität Heidelberg)" einbezogen. Der Gegenstand des Wiener Vortrags wurde nach vollzogener Habilitation (12. Februar 1975) vollständig assimiliert, – natürlich im beiderseitigen Einverständnis. So ist das vorliegende Opusculum in der Konvergenz unserer Bemühungen entstanden und bildet eine Einheit. Jedwede Aggression (gegen Andersgläubige) liegt uns fern. Es geht uns auch nicht um's Rechthaben, es geht uns aber um die Herausstellung einiger weniger Ereignisabfolgen im Ductus der unglaublich verwickelten, für den eingedachten Beschauer freilich faszinierenden Gestaltungsvorgänge am Herzen ohne die das phylogenetische Grundprinzip unserer Kreislauforganisation (Spitzer, Doerr, Kl. Goerttler) weder verwirklicht, noch begriffen werden kann.

Heidelberg, den 1. Dezember 1975 Wilhelm DOERR

Literatur

Ainger, L. E.: Double-outlet right ventricle: Intact ventricular septum, mitral stenosis, and blind left ventricle. Amer. Heart J. **70**, 521—525 (1965).

Anderson, R. H., Wilkinson, J. L., Arnold, R., Lubkiewiecz, K.: Morphogenesis of bulboventricular malformations. I.: Consideration of embryogenesis in the normal heart. Brit. Heart J. **36**, 242—255 (1974).

Asami, I.: Beitrag zur Entwicklung des Kammerseptums im menschlichen Herzen mit besonderer Berücksichtigung der sog. Bulbusdrehung. Z. Anat. Entwickl.-Gesch. **128**, 1—17 (1969).

Bankl, H.: Das konnatale Herzvitium in der Sektionsstatistik, Häufigkeit, Mißbildungskorrelation, Überlebenszeit und Todesursachen. Arch. Kreisl.-Forsch. **62**, 118—151 (1970).

Bankl, H.: Mißbildungen des arteriellen Herzendes. München-Berlin-Wien: Urban u. Schwarzenberg 1971a.

Bankl, H.: Morphologie und Morphogenese häufiger Mißbildungen des arteriellen Herzendes. Wien. klin. Wschr. **13**, 232—237 (1971b).

Bankl, H.: Zur Morphologie des Eisenmenger-Komplexes. Beitr. path. Anat. **142**, 410—415 (1971d).

Bankl, H.: Die Transposition der Herzostien (ein Versuch ihrer Erklärung). Wien. klin. Wschr. **20**, 324—330 (1972a).

Bankl, H.: Das Phänomen der überreitenden Aorta (Antwort auf kritische Einwände von B. Chuaqui). Beitr. path. Anat. **146**, 375—380 (1972b).

Bankl, H.: Das Herz eines menschlichen Thorakopagus. Morphologie und Morphogenese. Herz/Kreislauf **4**, 229—236 (1972c).

Bankl, H., Wimmer, M.: Primitivmißbildung des Herzens: Einmündung beider Atrioventrikularostien in den linken Ventrikel, Ursprung beider großen Arterien aus dem rechten Ventrikel. Beitr. path. Anat. **144**, 290—298 (1971c).

Barthel, H.: Mißbildungen des menschlichen Herzens. Stuttgart: Thieme 1960.

Becu, L. M., Fontana, R., Du Shane, J. W., Kirklin, J. W., Burchell, H. B., Edwards, J. E.: Anatomic and pathologic studies in ventricular septal defect. Circulation **14**, 349—364 (1956).

Beneke, R.: Über Herzbildung und Herzmißbildung als Funktionen primärer Blutstromformen. Ein Beitrag zur Entwicklungsmechanik. Beitr. allg. Path. path. Anat. **67**, 1—27 (1920).

Beneke, R.: Der Wasserstoß als gewebeformende Kraft im Organismus. Beitr. allg. Path. path. Anat. **79**, 166—208 (1928).

Benninghoff, A.: Über die Beziehungen des Reizleitungssystemes und der Papillarmuskeln zu den Konturfasern des Herzschlauches. Verh. anat. Ges. (Jena) Erg.-Heft Anat. Anz. **57**, 185—208 (1923).

Benninghoff, A.: Blutgefäße und Herz. In: W. v. Möllendorff, Handbuch der mikroskopischen Anatomie des Menschen, Berlin. Bd. **6**, 1. Teil, 161—232 (1930).

Benninghoff, A.: „Herz“. In: Handbuch der vergleichenden Anatomie der Wirbeltiere, Berlin u. Wien. Bd. **36**, 467—556 (1933).

Bersch, W.: On the importance of the bulboauricular flange for the formal genesis of congenital heart defects with special regard to the ventricular septum defects. Virchows Arch. Abt. A **354**, 252—267 (1971).

Bersch, W.: Über das Moderatorband der linken Herzkammer. Bas. Res. Cardiol. **68**, 225—238 (1973).

Bersch, W., Chuaqui, J. B.: On the formal genesis of the Eisenmenger complex. Virchows Arch. Abt. A **356**, 307—314 (1972).

Bertalanffy, L. v.: Zur Geschichte theoretischer Modelle in der Biologie. Studium Generale **18**, 290—298 (1965).

Beuren, A.: Differential diagnosis of the Taussig-Bing heart from complete transposition of the great vessels with a posteriorly overriding pulmonary artery. Circulation **21**, 1071—1087 (1960).

Born, G.: Beitrag zur Entwicklungsgeschichte des Säugetierherzens. Arch. mikr. Anat. **33**, 284—378 (1889).

Borst, M.: Allgemeine Pathologie der malignen Geschwülste. Leipzig: S. Hirzel Verlag 1924.

Brandt, W.: Structure and function of the infundibulo-ventricular crest (crista supraventricularis) of the human heart. Acta anat. (Basel) **18**, 202—207 (1953).

Brandt, W.: Fetal circulation an the development of the prime movers of right atrioventricular ring in the human heart. Acta anat. (Basel) **22**, 216—227 (1954).

Bredt, H.: Formdeutung und Entstehung des mißgebildeten menschlichen Herzens I—V. Virchows Arch. path. Anat. **296**, 114—157 (1935).

Bredt, H.: Die Mißbildungen des menschlichen Herzens. Ergebn. allg. Path. path. Anat. **30**, 77—182 (1936).

Bremer, J. L.: Part I. An interpretation of the development of the heart. Part II. The left aorta of the reptiles. Amer. J. Anat. **42**, 307—369 (1928).

Bremer, J. L.: The presence and influence of two spiral streams in the heart of the chick embryo. Amer. J. Anat. **49**, 409—440 (1931/32).

Bremer, J. L.: Transposition of the aorta and the pulmonary artery. An embryologic study of its cause. Arch. Path. **34**, 1016—1030 (1942).

Cardell, B. S.: Corrected transposition of the great vessels. Brit. Heart J. **18**, 186—192 (1956).

Chuaqui, J. B.: Zur Terminologie einiger Herzheterotopien. Virchows Arch. Abt. A **347**, 260—276 (1969).

Chuaqui, J. B.: Über die Dextropositio aortae (Bemerkungen zur Auffassung von H. Bankl). Beitr. path. Anat. **144**, 394—399 (1971).

Chuaqui, J. B.: Zur Histogenese des A-V-Knotens beim Menschen. Bas. Res. Cardiol. **68**, 266—276 (1973).

Chuaqui, J. B., Bersch, W.: The periods of determination of cardiac malformations. Virchows Arch. Abt. A **356**, 95—110 (1972).

Chuaqui, J. B., Bersch, W.: The formal genesis of the transposition of the great arteries. Virchows Arch. Abt. A **358**, 11—34 (1973).

Cremer, H., Bechtelsheimer, H., Helpap, B.: Formen und Genese der subvalvulären Aortenstenose. Virchows Arch. Abt. A **355**, 123—134 (1972).

Dankmeijer, J.: Cardiac malformations and the stages of their origin during embryonic development. Arch. Biol. (Liège) **75**, 1133—1156 (1964).

Davachi, F., Moller, J. H., Edwards, J. E.: Origin of both great vessels from the ventricle with intact ventricular septum. Amer. Heart J. **75**, 790—794 (1968).

Davis, C. L.: Development of the human heart from its first appearance to the stage found in embryos of 20 paired somites. Contr. Embryol. Carneg. Instn **19**, 245—284 (1927).

Dekker, A., Mehrizi, A., Vengsarkar, A. S.: Corrected transposition of the great vessels with Ebstein malformation of the left atrioventricular valve. An embryologic analysis and two case reports. Circulation **31**, 119—126 (1965).

De La Cruz, M. V., Anselmi, G., Munoz-Castellanos, L., Nadal-Ginard, B., Munoz-Armas, S.: Systematization und embryological and anatomical study of mirror image dextrocardias, dextroversions, and levoversions. Brit. Heart J. **33**, 842—853 (1971 b).

De La Cruz, M. V., Espino-Vela, J., Attie, F., Munoz, L.: An embryological theory for the ventricular inversions and their classification. Amer. Heart J. **73**, 777—793 (1967).

De La Cruz, M. V., Miller, L.: Double-inlet left ventricle. The pathological specimens with comments on the embryology and on its relations to the single ventricle. Circulation **37**, 249—260 (1968).

De La Cruz, M. V., Munoz-Castellanos, L., Nadal-Ginard, B.: Extrinsic factors in the genesis of congenital heart disease. Brit. Heart J. **33**, 203—213 (1971 a).

De La Cruz, M. V., Pio Da Rocha, J.: An ontogenetic theory for the explanation of congenital malformations involving the truncus and conus. Amer. Heart J. **51**, 782—805 (1956).

De La Cruz, M. V., Polansky, B. J., Navarro-Lopez, F.: The diagnosis of corrected transposition of the great vessels. Brit. Heart J. **24**, 483—497 (1962).

Doerr, W.: Zwei weitere Fälle von Herzmißbildungen. Ein Beitrag zu Spitzer's phylogenetischer Theorie. Virchows Arch. path. Anat. **301**, 668—685 (1938).

Doerr, W.: Zur Transposition der Herzschlagadern. Ein kritischer Beitrag zur Lehre der Transpositionen. Virchows Arch. path. Anat. **303**, 168—205 (1938/39).

Doerr, W.: Über Mißbildungen des menschlichen Herzens mit besonderer Berücksichtigung von Bulbus und Trunkus. Virchows Arch. path. Anat. **310**, 304—368 (1943).

Doerr, W.: Über den Situs inversus im Gebiet des Herzens. Dtsch. med. Wschr. **72**, 570—773 (1947).

Doerr, W.: Morphogenese und Korrelation chirurgisch wichtiger angeborener Herzfehler. Ergebn. Chir. Orthop. **36**, 1—92 (1950).

Doerr, W.: Pathologische Anatomie typischer Grundformen angeborener Herzfehler. Mschr. Kinderheilk. **100**, 107—117 (1952a).

Doerr, W.: Über ein formales Prinzip der Kopplung von Entwicklungsstörungen der venösen und arteriellen Kammerostien. Z. Kreisl.-Forsch. **41**, 269—284 (1952b).

Doerr, W.: Die formale Entstehung der wichtigsten Mißbildungen des arteriellen Herzendes. Beitr. path. Anat. **115**, 1—32 (1955a).

Doerr, W.: Mißbildungen des Herzens und der großen Gefäße. In: Lehrbuch der speziellen pathologischen Anatomie. Von Kaufmann, E. u. Staemmler, M., Bd. I/1, S. 381. Berlin: W. de Gruyter 1955b.

Doerr, W.: Über die Ringleistenstenose des Aortenconus. Virchows Arch. path. Anat. **332**, 101—121 (1959).

Doerr, W.: Pathologische Anatomie der angeborenen Herzfehler. Handbuch inn. Med., 4. Aufl., Bd. IX, 3,1. Berlin-Göttingen-Heidelberg: Springer 1960.

Doerr, W.: Prinzipien der Pathogenese angeborener und erworbener Herzfehler. Schweiz. med. Wschr. **94**, 1097—1103 u. 1129—1134 (1964).

Doerr, W.: Die Defekte der Scheidewände des Herzens (Pathologische Anatomie). Thoraxchirurgie **15**, Heft 5, 530—546 (1967).

Doerr, W.: Das physikalische Herzmodell. Nova Acta Leopoldina **33**, 121—142 (1968a).

Doerr, W.: Round-Table-Diskussion über Modell und Erkenntnis. Nova Acta Leopoldina **33**, 231—272 (1968b).

Doerr, W.: Allgemeine Pathologie der Organe des Kreislaufs. In: Handbuch der allgemeinen Pathologie. Redigiert von Meessen, H. u. Roulet, F., Bd. III/4. Berlin-Heidelberg-New York: Springer 1970.

Doerr, W.: Homologiebegriff und teratologische Reihe, Werte und Wertigkeit für die Klärung der Morphogenese angeborener Herzfehler. Referat gehalten vor der Österreichischen Ges. f. Path. am 2. Juli 1974.

Doerr, W., Goerttler, K., Neuhaus, G., Linder, F., Trede, M.: Pathologische Anatomie, Klinik und operative Therapie der konnatalen Aortenstenose. Ergebn. Chir. Orthop. **47**, 1—50. Berlin-Heidelberg-New York: Springer 1965.

Eisenmenger, V.: Die angeborenen Defekte der Kammerscheidewand des Herzens. Z. klin. Med., Suppl. **32**, 1—28 (1897).

Eisenmenger, V.: Ursprung der Aorta aus beiden Ventrikeln beim Defekt des Septum ventriculorum. Wien. klin. Wschr. **2** (1898).

Elliot, L. P., Amplatz, K., Anderson, R. C., Edwards, J. E.: Cor triloculare biatriatum with pulmonary stenosis and normally related vessels. Clinicopathologic observations in three cases. Amer. J. Cardiol. **11**, 469—476 (1963).

Elliot, L. P., Anderson, R. C., Edwards, J. E.: The common ventricle with transposition of the great vessels. Brit. Heart J. **26**, 289—301 (1964).

Espino-Vela, J., De La Cruz, M. V., Munoz-Castellanos, L., Plaza, L., Attie, F.: Ventricular inversion without transposition of the great vessels in situs inversus. Brit. Heart J. **32**, 292—303 (1970).

Fox, M. H., Goss, Ch. M.: Experimental production of a syndrome of congenital cardiovascular defects in rats. Anat. Res. **124**, 189—208 (1956).

Geipel, P.: Weitere Beiträge zum Situs transversus und zur Lehre der Transpositionen der großen Gefäße des Herzens. Arch. Kinderheilk. **35**, 112—145, 222—259 (1903).

Gessner, I. H., van Mierop, L. S. H.: Experimental production of cardiac defects: The spectrum of dextroposition of the aorta. Amer. J. Cardiol. **25**, 272—278 (1970).

Goerttler, K.: Durchströmungsversuche an Glasmodellen embryonaler Herzanlagen. Verh. dtsch. Ges. Path. **38**, 220—223 (1954).

Goerttler, K.: Über Blutstromwirkung als Gestaltungsfaktor für die Entwicklung des Herzens. Beitr. path. Anat. **115**, 33—56 (1955).

Goerttler, K.: Hämodynamische Untersuchungen über die Entstehung der Mißbildungen des arteriellen Herzendes. Virchows Arch. path. Anat. **328**, 391—420 (1956a).

Goerttler, K.: Stoffwechseltopographie des embryonalen Hühnchenherzens und ihre Bedeutung für die Entstehung angeborener Herzfehler. Verh. dtsch. Ges. Path. **40**, 181—185 (1956b).

Goerttler, K.: Normale und pathologische Entwicklung des menschlichen Herzens. Ursachen und Mechanismen typischer und atypischer Herzformbildungen, dargestellt auf Grund neuer Befunde. Zwanglose Abhlg. a. d. Geb. d. norm. u. path. Anat., H. 4. Stuttgart: Thieme 1958.

Goerttler, K.: Normale und pathologische Entwicklung des Herzens einschließlich des Reizleitungssystemes. Thoraxchirurgie **7**, 469—477 (1960).

Goerttler, K.: Entwicklungsgeschichte des Herzens. In: Das Herz des Menschen. Von Bargmann, W. u. Doerr, W., Bd. I, S. 21. Stuttgart: Thieme 1963a.

Goerttler, K.: Die Mißbildungen des Herzens und der großen Gefäße. In: Das Herz des Menschen. Von Bargmann, W. u. Doerr, W., Bd. I, S. 422. Stuttgart: Thieme 1963b.

Goerttler, K.: Embryology, teratology and congenital heart disease: A correlation. In: Proceedings of the 1968 International Symposium of Cardiac Development with special reference to congenital heart disease. Ed. O. C. Jaffee, Dayton, Ohio: Univ. Dayton Press 1968.

Goerttler, K.: Die Mißbildungen des Herzens und der großen Gefäße. In: Lehrbuch der speziellen pathologischen Anatomie. Kaufmann, E. u. Staemmler, M., Erg.-Bd. **1**, 1. Hälfte, S. 301—464, 11. u. 12. Aufl. Berlin: W. de Gruyter 1969.

Goor, D. A., Dische, R., Lillehei, W.: The conotruncus. I. Its normal inversion and conus absorption. Circulation **46**, 375—384 (1972).

Goor, D. A., Edwards, J. E.: The conotruncus. II. Report of a case showing persistent aortic conus and lack of inversion of the truncus. (A bulboventricular heart.) Circulation **46**, 385—389 (1972).

Goor, D. A., Edwards, J. E., Lillehei, C. W.: The development of the interventricular septum of the human heart; correlative morphogenetic study. Chest **58**, 453—467 (1970a).

Goor, D., Lillehei, W. C., Edwards, J. E.: The "Sigmoid Septum". Variation in the contour of the left ventricular outlet. Amer. J. Roentgenol. **107**, 366—376 (1969).

Goor, D. A., Lillehei, C. W., Edwards, J. E.: Ventricular septal defects and pulmonic stenosis with and without dextroposition. Anatomic features and embryologic implications. Chest **60**, 117—128 (1971).

Goor, D. A., Lillehei, C.W., Rees, R., Edwards, J. E.: Isolated ventricular septal defects. Development basis for various types and presentation of classification. Chest **58**, 468—482 (1970b).

Grant, R. P.: Morphogenesis of transposition of the great vessels. Circulation **26**, 819—840 (1962a).

Grant, R. P.: The embryology of ventricular flow pathways in man. Circulation **25**, 756—779 (1962b).

Grant, R. P.: The morphogenesis of corrected transposition and other anomalies of cardiac polarity. Circulation **29**, 71—83 (1964).

Grant, R. P., Downey, F. M., MacMahon, H.: The architecture of the right ventricular outflow tract in the normal heart and in presence of ventricular septal defects. Circulation **24**, 223—235 (1961).

Greil, A.: Beiträge zur vergleichenden Anatomie und Entwicklungsgeschichte des Herzens und des Truncus arteriosus der Wirbeltiere. In: Gegenbaurs Morph. Jb., Z. Anat. Entwickl.-Gesch. **31**, 123—310 (1902).

Grohmann, D.: Mitotische Wachstumsaktivität des embryonalen und fetalen Hühnchenherzens und ihre Bedeutung für die Entstehung von Herzmißbildungen. Z. Zellforsch. **55**, 104—122 (1961).

Heilmann, K.: Aortopulmonary septal defect (case report). Virchows Arch. Abt. A **354**, 99—104 (1971).

Heuser, C. L., Corner, G. W.: Developmental horizons in human embryos. Description of age group X, 4 to 12 somites. Contr. Embryol. Carneg. Instn **36**, 23—39 (1957).

His, W.: Anatomie menschlicher Embryonen. I. Embryonen des ersten Monats. S. 1—184. Leipzig: Vogel 1880.

His, W.: Anatomie menschlicher Embryonen. II. Gestalt und Größenentwicklung bis zum Schluß des zweiten Monats. S. 1—104. Leipzig: Vogel 1882.

His, W.: Anatomie menschlicher Embryonen. III. Geschichte der Organe. S. 1—260. Leipzig: Vogel 1885.

Hudson, R. E.: Cardiovascular pathology. London. Bd. **2**, 1981—1992 (1965).

Jaffee, O. C.: Hemodynamics and cardiogenesis. I. The effects of altered vascular patterns on the cardiac development. J. Morph. **110**, 217—226 (1962).

Jaffee, O. C.: Bloodstreams and the formation of the interatrial septum in the anuran heart. Anat. Res. **147**, 355—357 (1963).

Jaffee, O. C.: Hemodynamic factors in the development of the chick embryo heart. Anat. Res. **151**, 69—76 (1965).

Kampen, P. N. van: In: Ihle, J. E. W., van Kampen, P. N., Nierstrasz, H. F., Versluys, J.: Vergleichende Anatomie der Wirbeltiere. Berlin-Heidelberg-New York: Springer 1927, 1971.

Keith, A.: The hunterian lectures on malformations of the heart. Lecture II. Lancet **1909 II**, 433—435.

Keith, A.: The bulbus cordis and the human heart. Lancet **1924 II**, 1267—1273.

Kienle, R.: Keysers Fremdwörterlexikon. Heidelberg: Keysersche Verlagsbuchhandlung 1952.

Köthe, W.: Ein Beitrag zur Genese der Ringleistenstenose des Aortenconus. Inauguraldissertation, Heidelberg 1966.

Kramer, Th. C.: The partitioning of the truncus and conus and the formation of the membranous portion of the interventricular septum in the human heart. Amer. J. Anat. **71**, 343—370 (1942).

Kreinsen, U., Bersch, W.: Applying a classification principle of ventricular septal defects to a case with several defects of the interventricular septum. Virchows Arch. Abt. A **355**, 290—295 (1972).

Kreinsen, U., Bersch, W.: Beitrag zur Kenntnis der Juxtapositio auricularum cordis. Z. Cardiol. **62**, 851—856 (1973).

Krstic, R., Pexieder, T.: Elektronenmikroskopische Darstellung des Zelluntergangs in den Herzbulbuswülsten des Hühnerembryos. Acta anat. (Basel) **82**, 470 (1972).

Letterer, E.: Allgemeine Pathologie. Grundlagen und Probleme. Stuttgart: Georg Thieme Verlag 1959.

Lev, M.: The pathologic anatomy of cardiac complexes associated with transposition of arterial trunks. Lab. Invest. **2**, 296—311 (1953).

Lev, M.: Relationship of the development of the ventricular septum to the position of ventricular septal defects. Chest **58**, 451 (1970).

Lev, M., Liberthson, R. R., Kirckpatrick, J. R., Eckner, F. A. O., Arcilla, R. A.: Single (primitive) ventricle. Circulation **39**, 577—591 (1969).

Lev, M., Rimoldi, H. J. A., Eckner, F. A. O., Melhuish, B. P., Meng, L., Paul, M. H.: The Taussig-Bing heart. Qualitative and quantitative anatomy. Arch. Path. **81**, 24—35 (1966).

Lev, M., Rowlatt, U. F.: The pathologic anatomy of mixed levocardia. A review of thirteen cases of atrial or ventricular inversion with or without corrected transposition. Amer. J. Cardiol. **8**, 216—263 (1961).

Lev, M., Saphir, O.: A theory of transposition of the arterial truncus based on the phylogenetic and ontogenetic development of the heart. Arch. Path. **39**, 172—183 (1945).

Lewis, F. T., Abott, M. E.: Reversed torsion of the human heart. Anat. Res. **9**, 103—105 (1915).

Liberthson, R. R., Paul, M. H., Muster, A. J., Arcilla, R. A., Eckner, F. A. O., Lev, M.: Stradding and displaced atrioventricular orifices and valves with primitive ventricles. Circulation **43**, 213—226 (1971).

Lochte, E. H. T.: Ein Fall von Situs viscerum irregularis, nebst einem Beitrag zur Lehre der Transpositionen der arteriellen großen Gefäßstämme des Herzens. Beitr. path. Anat. **24**, 187—221 (1898).

Los, J. A.: Die Entwicklung des Septum sinus venosi cordis. Z. Anat. Entwickl.-Gesch. **122**, 173—196 (1960).

Los, J. A.: Le cloisonnement du tronc artériel chez l'embryon humain. C. R. Ass. Anat. **50**, 682—686 (1966).

Los, J. A.: Embryology. Paediatric Cardiology, Hanish Watson. Saint Louis: The C. V. Mosby Company 1968.

Lubosch, W.: Der Akademiestreit zwischen Geoffroy de St.-Hilaire und Cuvier im Jahre 1830 und seine leitenden Gedanken. Biol. Zbl. **38**, 357—384, 397—455 (1918).

Lubosch, W.: Geschichte der vergleichenden Anatomie. I. Vorgeschichte der vergleichenden Anatomie. In: Handbuch der vergleichenden Anatomie der Wirbeltiere, Bd. I von Bolk, L., Göppert, E., Kallius, E. und Lubosch, W. Berlin-Wien: Urban u. Schwarzenberg-Verlag 1931.

MacMahon, E., Lipa, M.: Double-outlet right ventricle with intact interventricular septum. Circulation **30**, 745—748 (1964).

Mall, F. P.: On the development of the human heart. Amer. J. Anat. **13**, 249—298 (1912).

Mierop, L. H. S. van: Transposition of the great arteries. I. Clarification or further confusion? Amer. J. Cardiol. **28**, 735—738 (1971).

Mierop, L. H. S. van, Alley, R. D., Kausel, H. W., Strahahan, A.: Pathogenesis of transposition complexes. Amer. J. Cardiol. **12**, 216—225 (1963).

Mierop, L. H. S. van, Wiglesworth, F. W.: Pathogenesis of transposition complexes II. Anomalies due to faulty transfer of the posterior great artery. Amer. J. Cardiol. **12**, 226—332 (1963a).

Mierop, L. H. S. van, Wiglesworth, F. W.: Pathogenesis of transposition complexes. III. True transposition of the great vessels. Amer. J. Cardiol. **12**, 233—239 (1963b).

Mönckeberg, J. G.: Das Herz. In: Handbuch der speziellen pathologischen Anatomie von F. Henke und O. Lubarsch, Bd. II, S. 1. Berlin: Springer 1924.

Naef, A.: Allgemeine Morphologie. I. Die Gestalt als Begriff und Idee. In: Handbuch der vergleichenden Anatomie der Wirbeltiere von Bolk, L., Göppert, E., Kallius, E. und Lubosch, W. Berlin-Wien: Urban u. Schwarzenberg-Verlag 1931.

Neufeld, H. N., Dushane, J. W., Edwards, J. E.: Origin of both great vessels from the right ventricle. II. With pulmonary stenosis. Circulation **23**, 603—612 (1961b).

Neufeld, H. N., Dushane, J. W., Wood, E. H., Kirklin, J. W., Edwards, J. E.: Origin of both vessels from the right ventricle. I. Without pulmonary stenosis. Circulation **23**, 399—412 (1961a).

Neufeld, H. N., Lucas, R. V., Jr., Lester, R. G., Adams, P., Anderson, R. C., Edwards, J. E.: Origin of both great vessels from the right ventricle without pulmonary stenosis. Brit. Heart J. **24**, 393—408 (1962).

Novi, A. M.: Die subvalvuläre Aortenstenose. Ergebn. allg. Path. path. Anat. **23**, 88—120 (1963).

Odgers, P. N. B.: The development of the pars membranacea septi in the human heart. J. Anat. (Lond.) **72**, 247—259 (1937/38).

Oppenheimer-Decker, A., Gittenberger-de Groot, A. C.: Double-outlet right ventricle without ventricular septal defects. A challenge to the embryologist? Z. Anat. Entwickl.-Gesch. **134**, 243—254 (1971).

O'Rahilly, R.: The timing and sequence of the events in human cardiogenesis. Acta anat. (Basel) **79**, 70—75 (1971).

Owen, R.: On the archetype and homologies of the vertebrate skeleton. London: Rep. 16th Meet. Brit. Ass. Adv. Sc. 1848.

Patten, B. M.: The development of the heart. In: Pathology of the heart, ed. by S. E. Gould, p. 20. Springfield, Ill.: Charles C. Thomas 1960.

Pernkopf, E.: Der partielle Situs inversus der Eingeweide beim Menschen. Gedanken zum Problem der Asymmetrie und zum Phänomen der Inversion. Z. Anat. Entwickl.-Gesch. **79**, 577—752 (1926).

Pernkopf, E.: Asymmetrie, Inversion und Vererbung. Z. menschl. Vererb.- u. Konstit.-Lehre **20**, 606—656 (1937).

Pernkopf, E., Wirtinger, W.: Die Transposition der Herzostien — ein Versuch der Erklärung dieser Erscheinung. I. Teil: Die Phoronomie der Herzentwicklung als morphogenetische Grundlage der Erklärung. Z. Anat. Entwickl.-Gesch. **100**, 561—711 (1933).

Pernkopf, E., Wirtinger, W.: Das Wesen der Transposition im Gebiet des Herzens, ein Versuch der Erklärung auf entwicklungsgeschichtlicher Grundlage. Virchows Arch. path. Anat. **295**, 143—175 (1935).

Pexieder, T.: Zur quantitativen Auswertung der Gewebedynamik in der Herzorgangenese (mit besonderer Berücksichtigung des Zelltodes). Acta anat. (Basel) **79**, 156—157 (1971).

Pexieder, T.: Über die Wirkung der Hämodynamik auf den Zelluntergang in den Herzbulbuswülsten des Hühnerembryos. Acta anat. (Basel) **82**, 459—460 (1972).

Pexieder, T.: The tissue dynamics of heart morphogenesis. II. Quantitative investigations. A. Method and values from areas without cell death foci. Ann. Embryol. Morph. **6**, 325—334 (1973a).

Pexieder, T.: The tissue dynamics of heart morphogenesis. II. Quantitative investigations. B. Cell death foci. Ann. Embryol. Morph. **6**, 335—346 (1973b).

Polya, G.: Mathematik und plausibles Schließen. Bd. I: Induktion und Analogie in der Mathematik. Basel und Stuttgart: Birkhäuser 1962.

Portmann, A.: Einführung in die vergleichende Morphologie der Wirbeltiere. Basel-Stuttgart: Benno Schwalbe-Verlag 1959.

Praagh, R. van: Transposition of the great arteries. II. Transposition clarified. Amer. J. Cardiol. **28**, 739—741 (1971).

Praagh, R. van, Pérez-Trevino, C., Lopez-Cuellar, M., Baker, F. W., Zuberbujler, J. R., Quero, M., Pérez, V. M., Moreno, F., Praagh, St. van: Transposition of the great arteries with posterior aorta, anterior pulmonary artery, subpulmonary conus and fibrous continuity between aortic and atrioventricular valves. Amer. J. Cardiol. **28**, 621—631 (1971).

Praagh, R. van, Praagh, S. van: Anatomic types of congenital dextrocardia. Diagnostic and embryologic implications. Amer. J. Cardiol. **13**, 510—531 (1964).

Praagh, R. van, Praagh, S. van: Isolated ventricular inversion. A consideration of the morphogenesis, definition and diagnosis of nontransposed and transposed great arteries. Amer. J. Cardiol. **17**, 395—406 (1966).

Praagh, R. van, Praagh, S. van: Anatomically corrected transposition of the great arteries. Brit. Heart J. **29**, 112—119 (1967).

Praagh, R. van, Praagh, S. van, Nebesar, R. A., Muster, A. J., Sinha, S. N., Paul, M. H.: Tetraology of Fallot: Underdevelopment of the pulmonary infundibulum and its sequelae. Amer. J. Cardiol. **26**, 25—33 (1970).

Praagh, R. van, Vlad, P., Keith, J. D.: Complete transposition of the great arteries. In: Heart disease in infancy and childhood, 2nd ed. (Keith, J. D., Rowe, Rd., Vlad, P., ed.), New York: MacMillan 1967.

Puff, A.: Der funktionelle Bau der Herzkammern. Stuttgart: Georg Thieme 1960.

Robertson, J. I.: The comperative anatomy of the bulbus cordis with special reference to abnormal positions of the great vessels in the human heart. J. Path. Bact. **18**, 191—210 (1913/14).

Rokitansky, C. v.: Die Defekte der Scheidewände des Herzens. Wien: Braumüller 1875.

Romhanyi, G.: Über die Rolle hämodynamischer Faktoren im normalen und pathologischen Entwicklungsvorgang des Herzens. Acta morph. (Budapest) **2**, 297—312 (1952).

Rychter, Z., Lemez, L.: Experimentelle Untersuchungen über die Entstehung sowie über die Lage und Größe von Kammerseptumdefekten am Herzen von Hühnerembryonen. Anat. Anz. Erg.-Heft zu **104**, 97—102 (1957).

Rychter, Z., Lemez, L.: Experimenteller Beitrag zur Entstehung der Transposition von Aorta in die rechte Herzkammer der Hühnerembryonen. Anat. Anz. Erg.-Heft zu **105**, 310—315 (1958).

Schellong, G.: Herz- und Gefäßmißbildungen beim Hühnchen durch kurzfristigen Sauerstoffmangel. Beitr. path. Anat. **114**, 212—243 (1954).

Schwalbe, E.: Die Morphologie der Mißbildungen des Menschen und der Tiere. I. Teil: Allgemeine Mißbildungslehre (Teratologie). Jena: Gustav Fischer-Verlag 1906.

Schwalbe, E.: Die Morphologie der Mißbildungen des Menschen und der Tiere. II. Teil: Die Doppelbildungen. Jena: Gustav Fischer-Verlag 1907.

Selzer, A., Laqueur, G.: The Eisenmenger-complex and its relation to the uncomplicated defects of the ventricular septum. Arch. int. Med. **86**, 218—241 (1951).

Shaher, R. M.: The syndromes of corrected transposition of the great vessels. Brit. Heart J. **25**, 431—440 (1963).

Shaher, R. M.: Complete and inverted transposition of the great vessels. Brit. Heart J. **26**, 51—66 (1964).

Shaher, R. M.: Complete transposition of the great arteries. New York-London: Academic Press 1973.

Shaner, R. F.: Malformation of the atrio-ventricular endocardial cushion of the embryo pig and its relation to defects of the conus and truncus arteriosus. Amer. J. Anat. **84**, 431—455 (1949).

Shaner, R. F.: Complete and corrected transposition of the aorta, pulmonary artery and ventricles in pig embryos, and case of corrected transposition in a child. Amer. J. Anat. **88**, 35—62 (1951).

Sissmann, N. J.: Cell multiplication rates during development of the primitive cardiac tube in the chick embryo. Nature (Lond.) **210**, 504—507 (1966).

Sissmann, N. J.: Developmental landmarks in cardiac morphogenesis: Comparative chronology. Amer. J. Cardiol. **25**, 141—148 (1970).

Spitzer, A.: Über die Ursachen und Mechanismen der Zweiteilung des Wirbeltierherzens. Wilhelm Roux' Arch. Entwickl.-Mech. Org. **45**, 686 (1919).

Spitzer, A.: Über den Bauplan des normalen und mißgebildeten Herzens. Versuch einer phylogenetischen Theorie. Virchows Arch. path. Anat. **243**, 81—272 (1923).

Spitzer, A.: Zur Kritik der phylogenetischen Theorie der normalen und mißgebildeten Herzarchitektur. Z. Anat. Entwickl.-Gesch. **84**, 30—130 (1927).

Spitzer, A.: Über Dextroversion, Transposition und Inversion des Herzens und die gegenseitige Larvierung der beiden letzten Anomalien, nebst Bemerkungen über das Wesen des Situs inversus. Virchows Arch. path. Anat. **271**, 226—303 (1929).

Stachowiak, H.: Gedanken zu einer allgemeinen Theorie der Modelle. Studium Generale **18**, 432—463 (1965).

Stalsberg, H.: The origin of heart asymmetry: Right and left contributions to the early chick embryo heart. Develop. Biol. **19**, 109—127 (1969).

Streeter, G. L.: Developmental horizons in human embryos. Description of age group XI, 13 to 20 somites and age group XII, 21 to 29 somites. Contr. Embryol. Carneg. Instn **30**, 211—245 (1942).

Streeter, G. L.: Developmental horizons in human embryos. Description of age group XIII, embryos about 4 or 5 millimeters long, and age group XIV, period of indentation of the lens vesicle. Contr. Embryol. Carneg. Instn **31**, 27—63 (1945).

Streeter, G. L.: Developmental horizons in human embryos. Description of age groups XV, XVI, XVII, XVIII. Contr. Embryol. Carneg. Instn **32**, 133—203 (1948).

Streeter, G. L.: Developmental horizons in human embryos. Description of the age groups XIX, XX, XXI, XXII, XXIII. Contr. Embryol. Carneg. Instn **34**, 165—196 (1951).

Tandler, J.: Anatomie des Herzens. In: Handbuch der Anatomie des Menschen, Bardeleben K. v., Bd. 3, 1. Abt. Anatomie des Gefäßsystems. Jena: Gustav Fischer 1913.

Taussig, H. B., Bing, R. J.: Complete transposition of the aorta and levoposition of the pulmonary artery. Amer. Heart J. **37**, 551—559 (1949).

Theodorakopoulos, J.: Die Hauptprobleme der Platonischen Philosophie. Den Haag: Martin Nijhoff 1972.

Verschuer, O. v.: Modelle in der humangenetischen Forschung. Studium Generale **18**, 334—338 (1965).

Virchow, R.: Goethe als Naturforscher und in besonderer Beziehung auf Schiller. Berlin: Hirschwald Verlag 1861.

Vries, P. A. de, J. B. de Saunders, C. M.: Development of the ventricles and spiral outflow tract in the human heart. Contr. Embryol. Carneg. Instn **37**, 87—114 (1962).

Wegener, K.: Über die experimentelle Erzeugung von Herzmißbildungen durch Trypanblau. Arch. Kreisl.-Forsch. **34**, 99—144 (1961).

Weizsäcker, C.-Fr. v.: Round-Table-Diskussion über Modell und Erkenntnis. Nova Acta Leopoldina **33**, 231—272 (1968).

Sitzungsberichte der Heidelberger Akademie der Wissenschaften
Mathematisch-naturwissenschaftliche Klasse

Erschienene Jahrgänge

Inhalt des Jahrgangs 1962/64 (Fortsetzung):

. J. Kuprianoff. Probleme der Strahlenkonservierung von Lebensmitteln. (vergriffen).

. P. Čolak-Antič. Dreidimensionale Instabilitätserscheinungen des laminarturbulenten Umschlages bei freier Konvektion längs einer vertikalen geheizten Platte. DM 18.70.

Inhalt des Jahrgangs 1965:

. S. E. Kuss. Revision der europäischen Amphicyoninae (Canidae, Carnivora, Mam.) ausschließlich der voroberstampischen Formen. DM 50.40.

. E. Kauker. Globale Verbreitung des Milzbrandes um 1960. DM 12.00.

. W. Rauh und H. F. Schölch. Weitere Untersuchungen an Didieraceen. 2. Teil. DM 91.00.

. W. Felscher. Adjungierte Funktoren und primitive Klassen. (vergriffen).

Inhalt des Jahrgangs 1966:

. W. Rauh und I. Jäger-Zürn. Zur Kenntnis der Hydrostachyaceae. 1. Teil. DM 39.80.

. M. R. Lemberg. Chemische Struktur und Reaktionsmechanismus der Cytochromoxydase (Atmungsferment). DM 12.00.

. R. Berger. Differentiale höherer Ordnung und Körpererweiterungen bei Primzahlcharakteristik. (vergriffen).

. E. Kauker. Die Tollwut in Mitteleuropa von 1953 bis 1966. (vergriffen).

. Y. Reenpää. Axiomatische Darstellung des phänomenal-zentralnervösen Systems der sinnesphysiologischen Versuche Keidels und Mitarbeiter. DM 12.00.

Inhalt des Jahrgangs 1967/68:

. E. Freitag. Modulformen zweiten Grades zum rationalen und Gaußschen Zahlkörper. (vergriffen).

. H. Hirt. Der Differentialmodul eines lokalen Prinzipalrings über einem beliebigen Ring. (vergriffen).

. H. E. Suess, H. D. Zeh und J. H. D. Jensen. Der Abbau schwerer Kerne bei hohen Temperaturen. DM 12.00.

. H. Puchelt. Zur Geochemie des Bariums im exogenen Zyklus. (vergriffen).

. W. Hückel. Die Entwicklung der Hypothese vom nichtklassischen Ion. DM 12.00.

Inhalt des Jahrgangs 1968:

. A. Dinghas. Verzerrungssätze bei holomorphen Abbildungen von Hauptbereichen automorpher Gruppen mehrerer komplexer Veränderlicher in eine Kähler-Mannigfaltigkeit. DM 12.00.

. R. Kiehl. Analytische Familien affinoider Algebren. DM 12.00.

. R. Düren, G.-P. Raabe und Ch. Schlier. Genaue Potentialbestimmung aus Streumessungen: Alkali-Edelgas-Systeme. DM 12.00.

. E. Rodenwaldt. Leon Battista Alberti – ein Hygieniker der Renaissance. DM 12.00.

Inhalt des Jahrgangs 1969/70:

. N. Creutzburg und J. Papastamatiou. Die Ethia-Serie des südlichen Mittelkreta und ihre Ophiolithvorkommen. DM 25.60.

. E. Jammers, M. Bielitz, I. Bender und W. Ebenhöh. Das Heidelberger Programm für die elektronische Datenverarbeitung in der musikwissenschaftlichen Byzantinistik. DM 12.00.

. M. Knebusch. Grothendieck- und Wittringe von nichtausgearteten symmetrischen Bilinearformen. DM 23.–.

. W. Rauh und K. Dittmar. Weitere Untersuchungen an Didiereaceen. 3. Teil. DM 44.20.

. P. J. Beger. Über „Gurkörperchen“ der menschlichen Lunge. DM 23.40.